U0755494

中药学临床实践研究

李玉

张莹莹

赵晓丽 温铭刚

刘志敏

张坤 谢木友

杨秋菊◎主编

四川科学技术出版社

图书在版编目（CIP）数据

中药学临床实践研究 / 李玉等主编 . -- 成都 : 四
川科学技术出版社 , 2025. 5. -- ISBN 978-7-5727-1785-
7

Ⅰ . R28
中国国家版本馆 CIP 数据核字第 2025EK2002 号

中药学临床实践研究
ZHONGYAOXUE LINCHUANG SHIJIAN YANJIU

主　　编　李　玉　张莹莹　赵晓丽　温铭刚　刘志敏　张　坤　谢木友　杨秋菊
出 品 人　程佳月
选题策划　鄢孟君
责任编辑　刘　娟
营销编辑　赵　成
校　　对　范贞玲
封面设计　星辰创意
责任出版　欧晓春
出版发行　四川科学技术出版社
　　　　　成都市锦江区三色路 238 号　邮政编码　610023
　　　　　官方微信公众号　sckjcbs
　　　　　传真　028-86361756
成品尺寸　185 mm × 260 mm
印　　张　6
字　　数　120 千
印　　刷　三河市嵩川印刷有限公司
版　　次　2025 年 5 月第 1 版
印　　次　2025 年 5 月第 1 次印刷
定　　价　62.00 元

ISBN 978-7-5727-1785-7

邮　　购：成都市锦江区三色路 238 号新华之星 A 座 25 层　邮政编码：610023
电　　话：028-86361770

编委会

前　言

在人类文明发展史上，中医药学作为中国古老而独特的医学体系，历经数千年的发展，积累了丰富的实践经验。中医药学凭借其完整的理论基础与临床体系，历经风雨不倒，并仍然在不断发展，为中华民族繁衍壮大作出巨大贡献。在全球范围内，中药越来越受到重视。

在科学技术迅猛发展的现代，尤其是在现代医学与传统医学相互交融的背景下，中药学的临床研究面临着前所未有的机遇与挑战。一方面，现代生物技术的进步为中药的有效成分鉴定、作用机制解析及其与现代疗法的结合提供了新的工具和方法；另一方面，在尊重传统医学理论的基础上，将现代医学的客观性引入中药研究，仍然是一项艰巨的任务。笔者希望本书的研究能够发掘中药的现代价值，为中西医结合提供更多的可能性。在现代医学未能涉及的一些领域，中药学很好地填补了空白，起到了一定的补充作用，因此开展中药学临床实践研究，对推动现代医学发展具有重要的意义。本书主要论述了中药的基础知识和炮制理论等，以及解表药、清热药、利水渗湿药的临床应用，对于中药学工作者开展临床实践活动具有一定的参考价值。

通过撰写和出版本书，笔者希望能够为中医药的传承与创新贡献一份力量，同时也希望能够引导更多的人认识、理解和应用中医药，为推广中医学说、保护和传承中医药文化而共同努力。

CONTENTS 目录

第一章　绪论 ……………………………………………… 1

　第一节　中药学概述 ………………………………… 1

　第二节　中药的产地与采集 ………………………… 7

　第三节　药性理论 …………………………………… 9

　第四节　中药的用药禁忌 …………………………… 18

　第五节　中药的剂量与用法 ………………………… 20

第二章　中药炮制 ……………………………………… 24

　第一节　概述 ………………………………………… 24

　第二节　中药炮制辅料与中药炮制方法及其分类 … 25

　第三节　中药炮制的理论基础 ……………………… 31

　第四节　炮制对中药的影响 ………………………… 33

　第五节　中药炮制与中医临床疗效 ………………… 37

第三章　解表药 ………………………………………… 41

　第一节　发散风寒药 ………………………………… 41

　第二节　发散风热药 ………………………………… 47

第四章　清热药 ………………………………………… 56

　第一节　清热泻火药 ………………………………… 56

　第二节　清热凉血药 ………………………………… 63

第三节　清热解毒药 ···69

第四节　清虚热药 ···72

第五章　利水渗湿药 ··78

参考文献 ···85

第一章 绪论

中药是指在中医药理论指导下使用的药用物质及其制剂，包括中药材、中药饮片和中成药等。

中药材是指在一些具有特定自然条件的生态环境中所产的没有经过加工的原生药材，主要包括植物药、矿物药、动物药，具有天然药物属性。中药饮片是指中药材按中医药理论的中药炮制方法，经过净制、切制或炮炙等处理加工后，可直接用于中医临床和制剂加工的中药。中成药是指在中医药理论的指导下，以中药饮片为原料，按规定的处方和标准制成具有一定规格的剂型，是直接用于防治疾病的制剂，是中药的重要组成部分。中成药具有特定的名称和剂型，在标签和说明书上会注明批准文号、药品通用名称、规格、处方成分、功能主治、用法用量、禁忌、注意事项、生产批号、有效期、生产企业等内容。

第一节 中药学概述

一、中药学的起源和发展

（一）中药学的起源

中药药物知识的起源可追溯至远古时代，它是人类在长期与疾病作斗争的实践中产生并积累起来的。《淮南子·修务训》有神农"尝百草之滋味……一日而遇七十毒"的记载。中药的发现和应用与中医学一样，都经历了极其漫长的实践过程。人类祖先在寻找食物的同时，通过长期的医疗实践，积累了医药知识和经验，学会运用感觉器官识别植物、矿物、动物，并鉴别出哪些具有特殊作用，能够用来防治疾病，逐渐形成了对药的认识。随着社会的进步、生产力的发展，人们对药物的认识和需求与日俱增，同时用药知识和经验也越来越丰富，记录和传播这些知识的方式、方法也由最初的口传身授发展到文字记载。

1. 原始药物的使用

在新石器时代，古人通过观察动物的饮食习惯和环境变化，初步认识到某些植物的药用价值。后来，古人发现某些植物能有效缓解自身的疼痛，便开始采集和试用。随着时间的推移，人们逐渐积累了认识、应用药物的知识。

2.《黄帝内经》的影响

《黄帝内经》标志着中药理论体系的形成和系统化。这部著作不仅将中药的使用方法进行了详细的记载，还将药物的性质、功效和应用与阴阳五行等哲学思想结合起来，为后来的中药学奠定了理论基础。

（二）中药学的发展

1. 秦、汉、南北朝时期

秦、汉时期，中药学已初具规模。《神农本草经》（又称《本经》）是我国现存最早的药物学专著，为中药学的发展奠定了一定基础。该书作者不详，成书年代虽尚有争议，但不晚于东汉末期。全书共收载药物 365 种，对药物的四气五味、有毒无毒、配伍法度及服药方法等均有论述。如书中所载黄连治痢、常山截疟、麻黄平喘等，均验之有效。

南北朝时期，梁代陶弘景以《神农本草经》和《名医别录》为基础，著成《本草经集注》，载药 730 种。该书首创了按药物自然属性分类的方法，将药物分为"玉石""草木""虫兽""果""菜""米食""有名无实"七类。《本草经集注》系统地总结了南北朝以前的本草学成就，促进了本草学基本理论的发展，标志着综合本草模式的初步确立，奠定了我国古本草的编写体例。

2. 隋、唐、宋、元时期

隋、唐时期，医药教育开始兴盛。唐显庆四年（659 年），政府颁布了由苏敬等主持编撰的《新修本草》（又称《唐本草》）。该书记载国产和外来药物 800 余种，是我国历史上第一部官修药典。该书采用图文对照的方式，开创了世界药学著作的先河。唐开元二十七年（739 年），陈藏器对《新修本草》进行了增补和辨误，编写成《本草拾遗》，扩展了用药范围，并提出宣、通、补、泻、轻、重、滑、涩、燥、湿十种分类方法，对后世方药分类产生了重大影响。

宋代，出现了活字印刷术，促进了科学文化的发展。临床医学也在这一时期取得了进步，促进了药物学的发展，使药物应用种类增加、炮制技术改进、中成药应用得到推广等。唐慎微编著的《经史证类备急本草》（简称《证类本草》）采用图文并茂的编写体例，记载了民间用药的丰富经验，为后世保存了大量宋以前本草和方书的宝贵资料。

元代忽思慧编著的《饮膳正要》是饮食疗法的专著，记载了不少回族、蒙古族的食疗方药，至今仍有较高的参考价值。

3. 明、清时期

明代中外文化交流日益频繁，医药知识得到不断丰富。这一时期，我国伟大的医药学家李时珍，历时约 27 年，编写了《本草纲目》这一巨著，全书 52 卷，载药 1 892 种，并按药物的自然属性和生态条件分为 16 部、60 类，是当时我国本草学最完备的分类系统，是我国科学史上极其辉煌的成果。

清代的本草著作很多，代表作为赵学敏的《本草纲目拾遗》（1765年），全书载药 921 种，在《本草纲目》之外新增了 716 种，大大丰富了我国药学宝库，具有重要的价值。

4. 近现代时期

民国时期，我国医药学发展的特点是中西医药并存。中药辞书的产生和发展是这一时期的一项重要成就。其中，陈存仁主编的《中国药学大辞典》（1935年），共收录词目 4 300 条，汇集古今论述和研究成果，受到药界的推崇，是具有重要影响的大型药学著作。

中华人民共和国成立后，政府非常重视中医药事业的继承和发展，积极推进历代中医药书籍的整理和刊行。同时先后出版了一大批专业学术著作，如《中药志》《中国民族药志》《中国道地药材》《中国中药资源》《中华本草》《常用中药材品种整理和质量研究》等。为了保证用药安全有效，国家药典委员会于 1953 年编写了《中华人民共和国药典》（简称《中国药典》），并在此后不断完善，促使中药走上现代化、标准化、国际化的发展道路。

二、中药学的理论基础

中药学作为中国传统医学的重要组成部分，拥有悠久的历史与丰富的理论体系。其理论基础主要来源于中医的整体观念、阴阳五行理论、藏象学说、经络学说及辨证论治等。这些理论为中药的临床实践提供了系统指导。

（一）整体观念

中医强调"整体观念"，即认为人体是一个有机整体，各个部分之间相互联系、相互影响。在中药学中，这一观念体现在选药和用药方面。中药的选用不仅关注单一疾病的局部症状，更强调整体调节。通过辨识患者的体质、生活方式及疾病的全貌，中医师能够选择适合的中药和剂量，以达到最佳的治疗效果。例如，"扶正祛邪"的治疗原则，就是基于这种整体观念。

中医的整体观念还体现在对人与自然环境的理解上。中医认为，人与自然环境密切相关，气候变化、地域差异等因素均会影响人体的健康。中医师在中药的配方和应用时，也常常考虑到气候变化、地域差异等因素，以使药物的效用更加契合个体的实际需求。

（二）阴阳五行理论

阴阳五行理论是中医理论的重要组成部分，也是中药学的重要依据。在阴阳学说中，阴阳代表了事物的对立统一，阴阳的平衡与否直接影响人体的健康。中药的应用通常围绕着调节阴阳的平衡。

五行学说则将自然界中的事物分为金、木、水、火、土五类属性，并认为这些属性之间相生相克的关系决定了事物的发展变化。在中药学中，不同药物的性质、功能及其配伍关系往往与五行有密切联系。

（三）藏象学说

藏象学说是中医理论体系的核心组成部分，它指出了内脏器官的功能及其相互关系，从而为中药的辨证施治提供依据。中医将脏腑分为阴脏（肝、心、脾、肺、肾）和阳腑（胆、小肠、胃、大肠、膀胱、三焦）两部分，阴脏主要负责储藏重要物质，阳腑则有消化、排泄等功能。

在中药学中，藏象学说不仅能够用于了解疾病的发生机制，还能指导中药的选择与使用。例如，治疗肝郁气滞常用疏肝解郁的中药，如柴胡、薄荷等；针对脾虚导致的消化不良，则可选用健脾的中药，如白术、茯苓等。通过对藏象学说的掌握，中医师能够很好地理解疾病本质与用药原则，进行有效的辨证施治。

（四）经络学说

经络学说是中医学的另一重要理论，它认为人体内存在着一套复杂的经络系统，这些经络连接着脏腑、肢体，是气血运行的通道。气血通过经络为身体各部分提供营养与能量。经络不仅是中医诊断与治疗的依据，也是中药配方的重要考量方向。

在中医理论中，特定的经络与脏腑、气血、功能状态密切相关。某些中药可通过特定的经络作用于特定的脏腑，达到治疗效果。例如，桂枝可温经通阳，作用于膀胱经，在临床中被用于治疗水肿及小便不利。

（五）辨证论治

辨证论治是中医治疗的核心原则，也是中药学的重要理论基础。根据中医对病因、病机、病势等的分析，医生可以为患者制订个性化的治疗方案。这不仅包括选择合适的药物，还包括选择剂型、确定配伍方式及规划服用时间等。

在临床中，患者的症状、体质及病程等各有不同。因此，中医学将患者分为不同的证型，如风寒、风热、湿热、脾虚、肾虚等。每种类型都有相应的药物及治疗方法。例如，风寒感冒多用发汗解表的药物，如荆芥、麻黄等；而风热感冒则可使用清热解毒的药物，如金银花、连翘等。通过辨证论治，中医师能够为患者量身定制更加合理和有效的治疗方案。

中药学的理论基础是一个复杂而系统的体系，涵盖了整体观念、阴阳五行理论、藏象学说、经络学说和辨证论治等。这些理论构成了中药学的科学基础，也为中药的临床实践提供了丰富的指导。现代科学技术不断发展，关于中药的研究和应用也将不断深入，未来中药学将在传承与创新中继续发挥其独特的作用，为人类的健康事业作出更大的贡献。期待未来的研究中，人们能够更好地解读和发展中药学的理论体系。

三、现代中药学的发展特点

（一）现代化

随着科技的进步，现代中药学对中药的成分、药理作用、制剂等展开了大量的研究，相关领域包括中药的化学成分分析、中药的药理作用机制研究、中药的新型制剂与复方制剂的研究等。通过运用现代科学技术手段，许多中药的疗效得到了验证，推动了中药的现代化进程。

（二）工业化与标准化

现代中药产业开始逐步实现工业化、标准化。国家为此出台了一系列标准和规范，促进中药产业的健康发展。这不仅提升了中药的质量和安全性，也提高了公众对中药的信任度。

（三）中西医结合

中西医结合诊治疾病已经成为一种趋势。中药与西药的协同作用为患者提供了更多的选择。越来越多的医疗机构开始探索中西医结合的治疗方案，以期达到更好的临床效果。

（四）全球化与国际化

随着中药在国际上的传播范围越来越广，越来越多的国家和地区开始关注并应用中药。中药的全球化发展不仅是中国文化的输出，也是中药学科研和产业发展的重要机遇。

目前，中药学的发展正面临机遇与挑战。一方面，科技的进步为中药研究提供了新的视角，国际市场的扩大为中药的推广和应用创造了条件，国家政策的支持将进一步促进中药产业的发展。另一方面，如何提高中药的质量，使其符合国际要求，是必须面对的问题。

中药学作为一门融合传统和现代、科学与人文的学科，承载着丰富的历史文化和医学智慧。随着科技的进步和全球化的发展，中药学必将在未来继续发挥其独特的作用。通过不断探索和实践，中药学将为人类健康贡献更多力量。

四、中药的分类与应用

（一）中药的分类

中药的分类有多种方式，主要包括以下几个方面。

1. 按来源分类

植物药：以各种植物的根、茎、叶、花、果实等部位作为药材，如人参、黄芪、甘草等。

动物药：以动物的各部位为药材，如鹿茸、龟甲、蛇胆等。

矿物药：以矿物为药材，如石膏、硼砂等。

其他：除前述三种，还有菌藻类、加工合成药等。

2. 按性味分类

中药的性味分类是指根据药物的四气五味来进行分类。

（1）四气：四气是指药物的寒、凉、温、热四种性质。

寒：具有清热、凉血、解毒作用，如黄连、金银花。

凉：性微寒，清热作用较寒药轻，如菊花、桑叶。

温：具有温阳、补气、驱寒作用，如桂枝、干姜。

热：具有较为强烈的温热作用，如附子、肉桂。

（2）五味：五味是指药物的辛、甘、酸、苦、咸五种基本味道。

辛：具有发散、温通作用，如生姜、薄荷。

甘：具有滋补、和中作用，如人参、黄芪。

酸：具有收敛、固涩作用，如山楂、乌梅。

苦：具有清热、燥湿、泻火作用，如黄连、黄柏。

咸：具有软坚、散结作用，如昆布。

3. 按功能分类

中药按功能可分为多类，这里主要讲述本书中重点讨论的内容。

解表药：用于治疗外感风寒或风热的药物，如荆芥、白芷。

清热药：用于清热解毒、清热泻火等的药物，如黄连、金银花。

化湿利水药：用于治疗湿阻、水肿等的药物，如茯苓、泽泻。

4. 按应用领域分类

治疗病症：可以按治疗肝病、心病、脾胃病、妇科病等进行分类。

辅助用药：一些中药可用于调理、保健等。

（二）中药的应用

中药在临床上应用广泛，主要包括以下几个方面。

1. 治疗急慢性疾病

中药在治疗呼吸系统、消化系统、泌尿系统等的急慢性疾病时发挥着重要作用。例如，牙龈出血可以用止血药，如云南白药；感冒用柴胡和桂枝则能有效缓解症状。

2. 调理身体

部分中药能够调理身体、提高免疫力。例如，人参、枸杞子等常被用于日常养生，以增强体质。

3. 保障女性健康

中药在女性健康方面应用广泛。例如，当归可调节月经，香附可疏肝解郁等，这些中药对维持女性健康具有良好的效果。

4. 调节情绪

中药也用于调节情绪，如百合、茯神等能有效缓解焦虑和抑郁情绪。

5. 中西医药结合

近年来，中医药与西医药的结合越来越紧密。例如，许多中药成分被研究并应用于西医治疗中，促进了中西医药的融合发展。

第二节　中药的产地与采集

除部分人工制品外，中药的来源绝大部分都是天然的动物、植物、矿物。中药的产地与采收是否合宜，直接影响到药物的质量和疗效。《神农本草经》说："阴干暴干，采造时月，生熟，土地所出，真伪陈新，并各有法。"《用药法象》也谓："凡诸草木昆虫，产之有地；根叶花实，采之有时。失其地则性味少异，失其味则性味不全。"可见，研究中药的产地、采集规律，对于保证或提高药材的质量和保护药源都有十分重要的意义。

一、产地

天然药材的分布和生产有赖于一定的自然条件。我国地处亚洲东部，疆域辽阔，大部分领土处于北温带，大兴安岭北部地区处于寒温带，秦岭－淮河以南至华南地区处于亚热带，华南低纬度地区则处于热带，而且地貌复杂，因此形成了复杂的自然地理环境。我国各个地区的水土、气候、生物分布等生态环境不尽相同，为多种药用动植物的生长提供了有利的条件，同时也使各种药材，无论品种、产量还是质量，都有一定的地域性。自古以来，医药学家非常重视道地药材，也是因为上述缘故。道地药材，又称地道药材，是优质药材的专用名词，是指历史悠久、产地适宜、品种优良、产量宏丰、炮制考究、疗效突出、带有地域特点的药材。《本草衍义》云："凡用药必择土地所宜者，则药力具，用之有据。"这强调了水土、气候等与药材的生产、气味的形成、疗效的高低都有密切的关系。历代医药学家都十分重视道地药材的生产。从《神农本草经》起，众多的本草文献都开始记载道地药材的品种与产地资料。如甘肃的当归，宁夏的枸杞子，青海的大黄，内蒙古的黄芪，东北的人参、细辛、五味子，山西的党参，河南的地黄、牛膝、山药、菊花，云南的三七、茯苓，四川的黄连、川芎、乌头，山东的阿胶，浙江的贝母，江苏的薄荷，广东的陈皮、砂仁等，自古以来都作为道地药材，并沿用至今。然而，各种道地药材的生产毕竟是有限的，难以完全满足需要，因此研究道地药材的生态环境、栽培技术，创造特定的生产条件，对发展优质药材生产，开拓新的药源是必要的。当前，对道地药材的栽培研究，在道地药材栽培品种的地理分布和生态环境的调查、道地药材生态型与生长环境关系的研究（包括光照、温度、湿度、土壤）、道地药材植物化学的研究、道地药材的药理研究及野生变家种的生态研究等方面都做了大量的工作，动物驯养工作也在进行。为了进一步提高优质高效的道地药材的生产力，国家正在按《中药材生产质量管理规范》建立新的药材生产基地，笔者深信其必将为推动我国道地药材生产发展、为中药早日走向世界作出贡献。

二、采集

中药的采集时节与药材的质量有着密切的关联。因为动植物在生长发育的不同时期，其药用部分所含有效及有害成分各不相同，药物的疗效和毒副作用也往往有较大差异，故药材必须在适当的时节采集。孙思邈《备急千金要方》云："早则药势未成，晚则盛时已歇。"《千金翼方》也谓："夫药采取，不知时节，不以阴干曝干，虽有药名，终无药实，故不依时采取，与朽木不殊，虚费人功，卒无裨益。"这强调了药物适时采集的重要性。近代药物化学研究证实，人参中人参皂苷以 8 月份含量最高；麻黄中生物碱以秋季含量最高；槐花在花蕾时芦丁含量最高；青蒿中青蒿素含量以 7—8 月份花蕾出现前为高峰。再如止咳平喘药照山白，3 月份有效成分总黄酮可达 2.75%，而有毒成分梫木毒素为 0.03%，到了 8 月份总黄酮下降到 1.72%，而梫木毒素上升到 0.60%，同样证实了生长季节不同，药物所含有效及有害成分不同，适时采集很重要。一般来讲，以入药部分的成熟程度作为采集依据，也就是在其有效成分含量最高的时节采集。

（一）植物类

1. 全草

全草类中药材大多在植物枝叶茂盛、花朵初开时采集，从根以上割取地上部分，如益母草、荆芥、豨莶草等；需连根入药的可拔起全株，如柴胡、小蓟、车前草、紫花地丁等；需用带叶、花、梢的更需适时采收，如夏枯草、薄荷等。

2. 叶类

叶类中药材通常在花蕾将放或花朵正盛开的时候采收，因为此时叶片茂盛、药力雄厚，最适于采收，如枇杷叶、荷叶、大青叶、艾叶等。有些特定的药物如桑叶，需在深秋经霜后采集。

3. 花、花粉

花类中药材，一般采收未开放的花蕾或刚开放的花朵，以免味道散失、花瓣散落而影响质量，如野菊花、金银花、月季花、旋覆花等。对花期短的植物或花朵次第开放者，应分次及时摘取。蒲黄之类以花粉入药者，则须在花朵盛开时采集。

4. 果实、种子

果实类中药材除青皮、枳实、覆盆子、乌梅等少数药材要在果实未成熟时采收外，一般都在果实成熟时采收，如瓜蒌、槟榔等。以种子入药的，通常种子在完全成熟后采集，如莲子、白果、沙苑子、菟丝子等。有些既用全草又用种子入药的，可在种子成熟后割取全草，将种子打下后分别晒干贮存，如车前子、紫苏子等。有些种子成熟时易脱落，或果壳易裂开、种子易散失的，如小茴香、牵牛子、豆蔻、急性子等，则应在刚成熟时采集。容易变质的浆果，如枸杞子、女贞子等，最好在略熟时于清晨或傍晚时分采收。

5. 根、根茎

根、根茎类中药材一般以秋末或春初即农历 2 月、8 月采收为佳，因为"春初津润始萌，未充枝叶，势力淳浓""至秋枝叶干枯，津润归流于下"，且"春宁宜早，秋宁宜晚"（《本草纲目》）。现代研究也证明秋末及春初时植物的根或根茎中有效成分含量较高，此时采集则产量和质量都较高，如天麻、葛根、玉竹、大黄、桔梗、苍术等。但也有少数例外，如半夏、太子参、延胡索等则要在夏天采收。

6. 树皮、根皮

树皮、根皮类中药材通常在春、夏时节植物体内浆液充沛时采收，此时药性较强、疗效较好，并容易剥离，如黄柏、杜仲、厚朴等。另有些植物的根皮则以秋后采收为宜，如牡丹皮、苦楝皮、地骨皮等。

（二）动物类

动物类中药材，为保证药效也必须根据生长活动季节采收。如一般潜藏在地下的小动物全蝎、土鳖虫、地龙、蟋蟀、蝼蛄、斑蝥等虫类中药材，大都在夏末秋初捕捉，此时气温高、湿度大，虫类活动频繁，是采收的最好季节；桑螵蛸为螳螂的卵鞘，蜂房为黄蜂的蜂巢，这类药材多在秋季卵鞘、蜂巢形成后采收，并用开水煮烫以杀死虫卵，以免来年春天孵化成虫；蝉蜕为黑蚱若虫羽化时蜕的皮壳，多于夏、秋季采收；蛇蜕为锦蛇、乌梢蛇等多种蛇类蜕下的皮膜，因其反复蜕皮，故全年可以采收，唯3—4月较多；蟾酥为蟾蜍耳后腺分泌物干燥而成，此药宜在夏、秋两季蟾蜍经常活动时采收，此时容易捕捉，腺液充足，质量最佳；蛤蟆油即林蛙的干燥输卵管，此药宜在白露前后林蛙发育最好时采收；石决明、牡蛎、海蛤壳、瓦楞子等海生贝壳类药材，多在夏、秋季捕采，此时生长发育旺盛，钙质充足，药效最佳；大动物类中药材，一般宜在秋季采收，唯有鹿茸必须在春季清明节前后采收雄鹿所生的尚未骨化的幼角。

（三）矿物类

矿物类中药材全年皆可采收，不拘时间，择优采选即可。

总之，无论是植物药、动物药还是矿物药，采收方法各不相同。正如《本草蒙筌》所谓："茎叶花实，四季随宜，采未老枝茎，汁正充溢，摘将开花蕊，气尚包藏，实收已熟，味纯，叶采新生，力倍。入药诚妙，治病方灵。其诸玉石禽兽虫鱼，或取无时，或收按节，亦有深义，非为虚文，并各遵依，勿恣孟浪。"足见药材不同，采收方法各异，但还是有一定规律可循的。

第三节 药性理论

一、中药四气

中药四气，又称四性，是指中药寒、热、温、凉四种不同的药性，为中药最主要的性能，反映了中药在人体阴阳盛衰、寒热变化方面的作用趋势，是说明药物作用的主要理论依据之一，也是中医辨证论治、处方遣药的依据。四气之外，还有平性，指药物性质平和、作用较缓和，实际上仍略有微寒、微温的差异，其性平是相对而言，并未超出四气的范围。因此，中药四气实际上可以看作是寒（凉）、热（温）二性。温热与寒凉属于两类不同的性质，温次于热，凉次于寒，即在共性中有程度上的差异。一般而言，能够减轻或消除热证的药物，即具有清热、凉血、泻火、滋阴等功效的药物，其药性属于寒性或凉性。与之相对的，能够减轻或消除寒证的药物，即具有祛寒、温里、助阳等功效的药物，其药性属于热性或温性。

气是古代哲学名词，是构成宇宙万物的基本物质。四气原是指四季的气候特点。《素问·至真要大论》中有"寒者温之，热者寒之""治以寒凉""治以温热"等的提法，把寒、热、温、凉作为药物性能作用的表述，因此药性之气，源于《素问》。中药"有寒热温凉四气"则最先由《神农本草经》提出。书中介绍每味药物功效之前，先冠以四气，四气不同，则药物作用不同，因此，四气是药物性能的重要标志，此处的"气"即指药性。在《神农本草经》中还提出"疗寒以热药，疗热以寒药"，即运用四气理论指导临床用药，全面奠定了四气用药的理论基础。四气理论，虽有禀受于天之说，但主要还是由药物作用于人体所产生的不同反应和所获得的不同疗效而总结出来的用药理论。

现代研究中药四气时通常将中药分为寒凉及温热两大类进行。针对中医临床寒热病证的表现与机体各系统功能活动变化的关系，发现它们对中枢神经系统、自主神经系统、内分泌系统等的影响具有一定规律性。

（一）中药四气与中枢神经系统

多数寒凉药对中枢神经系统呈现抑制性作用，如金银花、板蓝根、钩藤、羚羊角、黄芩等；多数温热药则具有兴奋中枢神经系统作用，如麻黄、麝香、马钱子等。热证患者常表现出精神亢奋、语声高亢、高热惊厥、情绪激动等中枢神经系统兴奋症状；寒证患者常表现出精神倦怠、安静、语声低微等中枢神经系统抑制状态。寒证患者经温热药治疗或热证患者经寒凉药治疗后，中枢神经系统症状可获得显著改善，说明药物的四气能够影响中枢神经系统的功能。实验发现，使用寒凉药或温热药制备寒证或热证动物模型，可见类似寒证或热证患者的中枢神经系统功能的异常变化。如对寒证模型大鼠（灌服龙胆草、黄连、黄柏、金银花、连翘、石膏造模）和热证模型大鼠（灌服附子、干姜、肉桂造模）的观察结果表明，寒证模型大鼠痛阈值和惊厥阈值升高，说明寒证模型大鼠的中枢神经系统处于抑制状态；反之热证模型大鼠痛阈值和惊厥阈值降低，说明热证模型大鼠的中枢神经系统处于兴奋状态。不同模型大鼠脑内神经递质含量也发生不同变化，如用寒凉药（知母、石膏等）制备的虚寒证模型大鼠，其脑内兴奋性神经递质去甲肾上腺素（NE）和多巴胺（DA）含量降低，表现出中枢神经系统抑制状态；温热药附子、肉桂、干姜等制备的实热证模型大鼠脑内参与合成儿茶酚胺的多巴胺 β- 羟化酶活性增加，NE 和 DA 含量逐渐增加。另有研究表明，使用附子、干姜、肉桂等制备的热证模型大鼠脑内酪氨酸羟化酶活性显著增高，NE 含量增加；使用寒凉药知母、石膏、黄柏等制备的寒证模型大鼠脑内酪氨酸羟化酶活性降低，而 NE 合成受抑制，含量降低。

（二）中药四气与自主神经系统

寒证或热证患者临床上常有自主神经功能紊乱的症状。寒证患者的主要症状有形寒肢冷、口不渴、小便清长、大便稀溏、咳稀薄痰等；热证患者的主要症状有面红目赤、口渴喜饮、小便短赤、大便秘结等。测定患者自主神经平衡指数，即唾液分泌量、心率、基础体温、呼吸频率、收缩压和舒张压 6 项指标，可反映交感 - 肾上腺髓质系统功能状态。相关研究发现，寒证患者自主神经平衡指数降低（唾液分泌量增多、心率减慢、基础体温偏低、呼吸频率降低、收缩压和舒张压降低），即交感 - 肾上腺髓质系统功能偏低；热证患者自主神经平衡指数增高（唾液分泌量减少、心率增快、基础体温偏高、呼吸频率升高、收缩压和舒张压升高），即交感 - 肾上腺髓质系统功能偏高。寒凉药对自主神经系统具有抑制性影响，而温热药具有兴奋性效应。寒凉药可抑制儿茶酚胺合成，降低交感神经活性，并抑制肾上腺髓质功能和代谢功能。温热药对交感神经、肾上腺髓质功能、代谢功能等有一定的增强作用。对热证或寒证患者分别应用以寒凉药或温热药为主的方药进行治疗后，随着临床症状的好转，其自主神经系统平衡指数会逐渐恢复正常。这为中医学"寒者热之""热者寒之"提供了一定的药理学依据。

动物实验研究中动物的表现与临床患者的表现具有极大的相似性。长期给动物灌服寒凉药或者温热药，可以引起动物自主神经系统功能紊乱的症状。采用黄连与苦参（1：1）连续灌服给药结合低温环境（0℃低温冰箱冷藏 2 h）、附子与肉桂（1：1）连续灌服给药结合高温环境（38℃高温烘箱烘烤 2 h），分别制备寒证、热证模型大鼠，结果发现寒证模型大鼠心电活动减弱，体温降低，儿茶酚胺含量较低；热证模型大鼠心电活动增强，体温增高，儿茶酚胺含量较高。长期给予寒凉药的大鼠肾上腺皮质、卵巢黄体细胞的分泌功能受到抑制，对刺激的反应迟缓。用寒凉药（知母、石膏、黄连、黄芩、龙胆草）连续给大鼠灌服，可使大鼠心率减慢，尿中儿茶酚胺排出量减少，血浆中和肾上腺内多巴胺 β- 羟化酶活性降低，组织耗氧量减少，尿中 17- 羟皮质类固醇排出减少。将家兔制备成甲状腺功能减退（甲减）阳虚证模型，家兔的心率减慢，体温降低，同时出现明显心律失常。用温热性的温肾助阳方药（熟附子、肉苁蓉、菟丝子、淫羊藿、巴戟天等）治疗后纠正了家兔的心率、体温及心律的异常。

此外，中药四气对自主神经的递质、受体及环核苷酸水平也有明显的影响。环核苷酸与自主神经系统有密切的联系，环磷酸腺苷（cAMP）和环磷酸鸟苷（cGMP）水平分别受 β 肾上腺素受体（β 受体）及 M 胆碱能受体（M 受体）的调节。临床研究发现，寒证患者副交感 –M 受体 –cGMP 系统功能偏亢，尿中 cGMP 的排出量明显高于正常人。给寒证患者服用温热药后，可以提高细胞内 cAMP 含量，使失常的 cAMP/cGMP 恢复正常。相反，热证患者交感 –β 受体 –cAMP 系统功能偏亢，尿中 cAMP 含量明显高于正常人。给热证患者服用寒凉药后，能够提高细胞内 cGMP 水平，使失常的 cAMP/cGMP 恢复正常。实验研究还发现，温热药能通过提高正常大鼠脑组织腺苷酸环化酶（AC）mRNA 表达，导致 AC 活性增强而引起 cAMP 的合成增加，显示出药物的温热之性；寒凉药则相反，它能降低 AC mRNA 表达，从而导致 AC 活性抑制而引起 cAMP 的合成减少，显示出药物的寒凉之性。给大鼠注射三碘甲腺原氨酸（T_3）或醋酸氢化可的松，形成甲状腺功能亢进（甲亢）及肾上腺皮质功能亢进的阴虚证模型大鼠。研究发现，阴虚证模型大鼠脑、肾 β 受体的最大结合点位数值均显著升高，而 M 受体变化与 β 受体变化相反。滋阴药知母、生地黄或龟甲均可降低阴虚证模型大鼠 β 受体最大结合点位数值，升高 M 受体最大结合点位数值，呈现出调节作用。给小鼠灌服甲硫氧嘧啶，形成甲减的阳虚证模型大鼠，其副交感 –M 受体 –cGMP 系统功能亢进，温热药附子、肉桂则可减少模型小鼠脑内 M 受体最大结合点位数值，降低该系统的反应性并使之趋于正常。

（三）中药四气与内分泌系统

寒凉药与温热药对内分泌系统具有明显的影响。一般而言，温热药对内分泌系统具有兴奋效应，寒凉药具有抑制作用，主要通过影响下丘脑 – 垂体 – 肾上腺皮质轴、下丘脑 – 垂体 – 甲状腺轴及下丘脑 – 垂体 – 性腺轴产生作用。例如温热药人参、黄芪、白术、当归、鹿茸、肉苁蓉、刺五加、何首乌等可兴奋下丘脑 – 垂体 – 肾上腺皮质轴，使血液中促肾上腺皮质激素（ACTH）、皮质醇含量升高；附子、肉桂、紫河车、人参、黄芪、何首乌等具有兴奋下丘脑 – 垂体 – 甲状腺轴的作用，使血液中 T_3、甲状腺素（T_4）水平升高；人参、刺五加、淫羊藿、附子、肉桂、鹿茸、紫河车、补骨脂、冬虫夏草、蛇床子、仙茅、巴戟天等可以兴奋下丘脑 – 垂体 – 性腺轴，促进黄体生成素、卵泡刺激素等释放。

长期给予动物温热药，其甲状腺、肾上腺、卵巢等内分泌系统器官的功能增强；相反，寒凉药可抑制这些内分泌系统器官的功能。采用温热药复方（附子、干姜、肉桂方，或党参、黄芪方，又或附子、干姜、肉桂、党参、黄芪、白术方）饲喂寒证（虚寒证）模型大鼠，可使大鼠血清促甲状腺激素（TSH）含量升高、基础体温升高。注射 T_3 形成甲亢阴虚证模型大鼠，大鼠体温升高，体重增加缓慢，游离三碘甲状腺原氨酸（FT_3）和游离甲状腺素（FT_4）水平显著降低，寒凉之性的滋阴药龟甲能显著纠正阴虚症状。寒证模型大鼠的肾上腺皮质对 ACTH 反应迟缓，在注射 ACTH 后其尿液中 17- 羟皮质类固醇含量达峰时间与正常对照组比较出现延迟，同样在注射黄体生成素释放激素后，血液中孕酮含量达峰时间也出现延迟；但经温热药复方治疗后，寒证模型大鼠对 ACTH 反应速度加快，相应激素水平达峰时间提前，接近正常对照组。使用地塞米松制备下丘脑－垂体－肾上腺皮质轴受抑制的模型大鼠，大鼠血浆皮质酮、雌二醇及子宫中雌激素受体的含量均降低；在使用温热药（附子、肉桂、肉苁蓉、补骨脂、淫羊藿、鹿茸）治疗后，大鼠血浆皮质酮和雌二醇含量明显升高，子宫中雌激素受体含量增加，接近正常水平，同时雌二醇与雌激素受体亲和力提高，说明温热药对下丘脑－垂体－肾上腺皮质轴受抑制模型大鼠的肾上腺皮质、性腺等的异常变化具有良好的治疗作用。

二、中药五味

（一）中药辛味

辛味药主要分布于芳香化湿药、开窍药、温里药、解表药、祛风湿药及理气药中。辛能散、能行，具有发散、行气、活血、健胃、化湿、开窍等功效。现代研究表明，以上功效与扩张血管、改善微循环、发汗、解热、抗炎、调节胃肠道平滑肌运动等作用相关。如理气药大多味辛，主要通过挥发油对胃肠道平滑肌的兴奋或抑制作用而产生理气和胃的功效。例如，青皮、厚朴、木香、砂仁等抑制胃肠道平滑肌，降低紧张性，缓解痉挛而止痛；枳实、大腹皮、乌药、佛手等则兴奋胃肠道平滑肌，使紧张性提高、胃肠蠕动增强而排出胃肠积气；藿香、白豆蔻、陈皮等能促进胃液分泌，增强消化吸收功能，制止肠内异常发酵，具有芳香、健胃、祛风作用。解表药中辛味药占比较大，大多含芳香刺激性的挥发性成分，能兴奋中枢神经系统，扩张皮肤血管，促进微循环及兴奋汗腺使汗液分泌增加，从而起到发汗、解热作用。麻黄、藁本、柴胡的挥发油成分还具有抗病毒作用。

辛味药主要含挥发油，所含挥发油是其作用的主要物质基础。如大部分芳香化湿药为辛味药，其共同的特点是都含有芳香性挥发油。厚朴、广藿香、苍术、佩兰、砂仁的挥发油含量分别为 1%、1.5%、1%～9%、1.5%～2.0% 和 1.7%～3.0%；白豆蔻、草豆蔻和草果也含挥发油。大部分开窍药为辛味药，大都含有挥发油。从药物中各元素的均值来看，辛味药的锌、钙含量较低，低锌、低钙可能是辛味药潜在的元素谱征。

（二）中药甘味

甘味药的化学成分以糖类、蛋白质、氨基酸、苷类等为主，无机元素总平均值列五味药中的第二位，镁含量较高。甘味药能补、能缓、能和，具有补虚、缓急止痛、缓和药性或调和药味等功效，主要分布在补益药、消食药、安神药和利水渗湿药中。其中占比较大的甘味补益药能补五脏气、血、阴、阳之不足，具有强壮机体、调节机体免疫功能、提高抗病能力的作用。现代研究表明，甘味药能影响神经系统，具有抗炎、抗菌、缓解平滑肌痉挛等作用。

（三）中药酸味

酸味药数量较少，主要分为单酸味药、单涩味药和酸涩味药。单酸味药主要含有机酸类，常见的有二元羧酸、芳香族有机酸、萜类有机酸等；单涩味药主要含鞣质；

酸涩味药也含有大量的鞣质,如五倍子含鞣质60%～70%,诃子含鞣质20%～40%,石榴皮含鞣质10.4%～21.3%。酸味药无机元素的总平均值在五味药中最低,其中钠、铁、磷、铜、锰、镁含量均低于其他四味药,尤以铁含量最低。酸味药主要分布于收涩药和止血药中,具有敛肺、止咳、涩肠、止血、固精、止泻的功效。现代研究证明,有机酸和鞣质具有收敛、止泻、止血、消炎、抗菌等药理作用。诃子、石榴皮、五倍子等鞣质含量较高,鞣质通过与组织蛋白结合,使后者凝固于黏膜表面形成保护层,从而减少有害物质对肠黏膜的刺激,起到收敛、止泻的作用;若鞣质与出血创面接触,可促进纤维蛋白形成,或使局部血管收缩,起到止血、减少渗出的作用。马齿苋、乌梅等通过抑杀病原微生物发挥收敛作用,且有研究表明乌梅的抑菌作用与其制剂酸性程度有一定关系,如将其制剂调至中性,则对金黄色葡萄球菌的抑制强度减弱一半。

(四)中药苦味

苦味药主要分布在涌吐药、泻下药、理气药、清热药、活血药和祛风湿药中。苦能泄、能燥,具有清热、祛湿、降逆、泻下等功效。常用苦味药有数百种。苦味药主要含生物碱和苷类成分,其后依次为挥发油、黄酮、鞣质等。现代研究表明,以上成分与抗菌、抗炎、杀虫、平喘止咳、止泻、止吐等作用相关。如清热药中的苦寒药黄连、黄芩、黄柏、北豆根、苦参等均主要含生物碱,皆具有抗菌、抗炎、解热等作用;栀子、知母等主要含苷类成分,具有抗菌、解热、利胆等作用。此外,在有毒中药中,苦味药占有较高比例,应引起注意。苦味药无机元素总平均值居五味药中第四位,钙、锂含量较高。

(五)中药咸味

咸味药数量相对较少,主要作为化痰药和温肾壮阳药使用,多为矿物类和动物类药材。咸能软、能下,具有软坚散结和泻下等功效。咸味药主要含有碘、钠、钾、钙、镁等无机盐成分。咸味药的咸味主要来源于碘和中性盐,除氯化钠外,部分咸味药还有氯化钾、氯化镁和硫酸镁等,如昆布含碘,芒硝含硫酸钠等。现代研究表明,以上成分与抗肿瘤、抗炎、抗菌、泻下、影响免疫系统功能等作用有关。昆布因含有较多的碘,用于治疗单纯性甲状腺肿。芒硝因含有多量硫酸钠,具有容积性泻下作用。温肾壮阳药中咸味药占有相当大的比例,如鹿茸、海马、蛤蚧、紫河车等。现代研究表明,富含无机元素是咸味药的突出特征。

中药五味是前人在长期的临床实践中总结出来的用药理论,重在指导临床用药。由于历史条件的限制,这种理论不可避免地存在某些不足,对此应以功能为核心,以药效为依据来探讨中药五味的实质。

三、中药归经

中药归经理论是中药药性理论的重要组成部分。"归"是指作用的归属,即指药物作用的部位。"经"是指脏腑经络。归经是药物对机体治疗作用及适应范围的归纳，是中药对机体脏腑经络选择性的作用或影响。中药归经理论认为某种中药能够治疗某脏腑经络的病证，就意味着该药归该经。例如，治疗阳痿滑精的淫羊藿、鹿茸归肾经，治疗咳嗽气喘的桔梗、款冬花归肺经，治疗手足抽搐的天麻、羚羊角、全蝎归肝经，具有泻下功效的大黄归大肠经。可见中药的归经是从药物功效及疗效中总结而来的，是药物的作用及效应的定向与定位。许多中药可以同时归两经或数经，说明这些中药对机体具有广泛的影响。中药归经理论是历代医家临床遣方用药经验的总结，其与中药的四气五味、升降浮沉一同构成了中药的基本理论，对中药的临床应用起重要的指导作用。

中药归经理论最早的论述见于《黄帝内经》，如《素问·宣明五气》曰："夫五味入胃，各归所喜，故酸先入肝，苦先入心，甘先入脾，辛先入肺，咸先入肾。"把归经概念作为药性主要内容而提出来的是金元时期的医家张元素，在其所著《医学启源》中已有了藁本"此太阳经风药"的记载。张元素提倡分经分部用药，为中药归经理论奠定了基础。明代李时珍撰写《本草纲目》，对中药归经理论的发展也作出了较大贡献。在《本草纲目》关于药性的讨论中，均标明有归经内容，如"麻黄乃肺经专药，故治肺病多用之"。其还将"五味五色入五脏"的理论用于临床，提高了中药归经理论的实用价值，使中药归经理论逐渐完善，趋于成熟，促进了中药归经理论的应用和推广。至此，中药归经理论作为中药药性理论的重要组成部分完全独立了出来，标志着传统中医形成了对中药选择性作用于脏腑经络的系统认识。

中药归经理论的现代研究主要从药理作用、有效成分的分布、受体学说等方面进行。

（一）中药归经与药理作用

中医学认为，各种病症都是脏腑经络发病的表现，因而某中药能治疗某脏腑经络的病症，就将其归入某经。因此，中药归经与其药理作用存在一定相关性。有研究者对429种常用中药按药理活性分组，统计各组的归经频数，发现药理活性与归经频数之间存在相关关系，且与传统中药归经理论相符合。现代药理和临床研究证明，具有抗惊厥作用的钩藤、天麻、全蝎、蜈蚣等22味中药均入肝经，入肝经率达100%，与不具有抗惊厥作用中药的入肝经率（42.9%）相比，有显著差异，与中医"肝主筋""诸风掉眩，皆属于肝"的理论相吻合；具有泻下作用的大黄、芒硝、芦荟等18味中药入大肠经率达100%，这与"大肠为传导之腑"的中医理论相一致；具有止血作用的仙鹤草、白及、大蓟等21味中药入肝经率为85.3%，符合"肝藏血"的认识；具有止咳作用的苦杏仁、百部、贝母等18味药，具有祛痰作用的桔梗、前胡、远志等23味药，具有平喘作用的麻黄、地龙、款冬花等13味药，入肺经率分别为100%、100%和95.5%，符合"肺主呼吸""肺为贮痰之器"等论述。对单味药的归经和药理作用的关系进行分析，认为当归入心、肝、脾经与当归对血液循环系统、子宫平滑肌、机体免疫功能的作用关系密切；红花入心、肝经与其对血液循环系统和子宫的作用密切相关；鹿茸、淫羊藿、补骨脂等 53 味壮阳中药全部入肾经，符合中医"肾主生殖"的理论。

（二）中药归经与有效成分的分布

有研究分析归经与中药有效成分在体内的分布情况，发现两者存在联系。该研究对 23 种中药的有效成分在体内的分布与中药归经之间的联系进行分析，发现其中 20 种中药归经所属的脏腑与其有效成分分布最多的脏腑基本一致（61%）或大致相符（26%），符合率高达 87%。例如杜鹃花叶（归肺经）所含杜鹃素在肺组织分布多，鱼腥草（归肺经）所含鱼腥草素在肺组织分布多。在 129 种归肺经的中药中，萜类化合物出现频率最高。现代药理研究表明，萜类化合物对肺经疾病具有明显的药理作用。如桔梗三萜类化合物的祛痰活性明显，艾叶提取物 α-萜品烯醇对哮喘小鼠气道炎症及免疫平衡具有积极影响。又如放射自显影技术观察到川芎嗪在肝脏、胆囊的摄取率高，这与川芎归肝、胆经的传统理论相符。将麝香酮灌服小鼠后，其主要分布于心、脑等血液供应充足的组织和器官，并能迅速透过血脑屏障进入中枢神经系统，这与麝香归心经，具有通关利窍、开窍醒脑作用的传统认识相符。采用同位素示踪、高效液相色谱分析和放射自显影等技术对 32 味中药归经及其在体内代谢过程进行研究，发现无论是药物动力学的总体情况，还是吸收、分布、代谢、排泄各个环节，均与该药的归经密切相关。对何首乌总苷、芍药苷、贝母素、淫羊藿苷、栀子苷、柴胡皂苷、毛冬青甲素等在体内的吸收、分布、代谢和排泄等进行定性、定位和定量的动态观察，显示其与相应药物归经的脏腑基本相符。由此可见，中药有效成分在体内选择性分布是中药归经的物质基础。

（三）中药归经与受体学说

中药归经与现代受体学说有许多相似之处，均强调药物在机体内的选择性。药物小分子由于受结构、构象的限制，只能与特定受体结合而表现出相应的药理作用。受体是功能单位，又具有定位的特点，某种受体的分布可以跨器官、跨系统，这些与中医脏腑概念的特征极为相似，中药的归经极有可能与其作用于某种或某几种受体有关。以受体学说来研究归经，可以在更深的层次上揭示归经机制，也可以避免中医与西医内脏概念不一致所导致的确定归经定位难的问题。中药的有效成分与相应受体具有较强的亲和力，通过激动或阻断受体而产生相应的药理作用，这种亲和力的存在是中药归经理论的基础。有研究表明，补肾方药在给药后发挥归经作用，至少在骨和性腺两个靶点起作用，使骨组织中 II 型胶原和骨矿化相关蛋白表达上调，雌激素受体 α mRNA 和雌激素受体 β mRNA 表达上调，促进雌二醇、睾酮、降钙素、甲状旁腺素升高，抑制骨吸收，促进骨形成，逆转骨质疏松，增加骨密度。细辛归心经，其所含的消旋去甲乌药碱具有兴奋心肌 α、β 受体的作用。附子中也含消旋去甲乌药碱，能兴奋心脏、加快心率、升高血压，另一成分甲基多巴胺亦有强心、升压的作用，为 α 受体激动剂，这与附子归心经相符。槟榔可作用于 M 受体而引起腺体分泌增加，使消化液分泌旺盛、食欲增加。从受体理论看，槟榔为 M 受体激动剂，可以引起胃肠平滑肌的兴奋，增加胃肠蠕动，这与中医药理论中的槟榔归胃、大肠经是一致的。

事实证明，掌握好中药归经理论对于指导临床用药意义很大。然而，历代医家对一些中药功效的观察、认识存在差异，归经方法不同，以及中药品种的混乱，导致了本草文献中对某些中药归经的记载不够统一、准确，造成了归经混乱的现象。据不完全统计，仅大黄的归经就有十四种说法，这充分说明归经理论有待整理和规范，但绝对不能因此而贬低中药归经理论的科学价值。正如徐灵胎所说："不知经络而用药，其失也泛，必无捷效；执经络而用药，其失也泥，反能致害。"既要承认中药归经理论的科学性，又要看到它的不足之处，这是正确对待中药归经理论的态度。

四、中药升降浮沉

中药升降浮沉是药物性能在人体内呈现的一种走向和趋势。向上向外的作用称为升浮，向下向内的作用称为沉降。一般来说，具有解表、透疹、祛风湿、升阳举陷、开窍醒神、温阳补火、行气解郁及涌吐等功效的药物，其作用趋向主要是升浮的；具有清热、泻火、利湿、安神、止呕、平抑肝阳、息风止痉、止咳平喘、收敛固涩及止血等功效的药物，其作用趋向主要是沉降的。

张仲景是中药升降浮沉理论的最早实践者，在其所创经方中，很重视中药升降浮沉之性。例如，四逆散柴胡主升，疏肝气之郁结；枳实主降，导胃气之壅滞；半夏泻心汤辛开苦降并用，调理脾胃之升降，此皆善用药物升降浮沉之范例。

（一）中药的升浮

大多数味辛、甘，性温、热者属于升浮药；质地轻松的中药（入药部位为花、茎、叶者），大多作用升浮，如菊花、升麻等。研究指出，补中益气汤（含升麻）对子宫脱垂有较好的疗效，它可以选择性提高家兔、犬在体或离体子宫平滑肌的张力。单味药升麻、柴胡等亦可显著提高家兔离体子宫平滑肌的张力，说明了升麻、柴胡两味药物有向上升提的作用。

（二）中药的沉降

大多数味酸、苦、咸，性寒、凉者属沉降药。就药物的质地而言，质地厚重或属籽实者，如紫苏子、枳实、代赭石等，大多作用为沉降。

（三）中药升降浮沉的特殊性、双向性及可变性

中药升降浮沉亦有特殊性、双向性及可变性。花、叶类药物质地轻扬，本主升浮，但旋覆花、丁香降气止呕，槐花治肠风下血，番泻叶泻下导滞等，其性沉降而非升浮；籽实类药物质地重实，本主沉降，但蔓荆子疏散表邪以清利头目，苍耳子发散风寒、通鼻窍等，其性升浮而非沉降。因此中药升降浮沉之特殊性应从其临床

发挥的作用方面去理解。有些中药具有升浮和沉降的双向作用趋向。例如，麻黄发汗、解表，具有升浮的特性，又能止咳平喘、利尿消肿而具有沉降的特性；白芍上行头目、祛风止痛，具有升浮的特性，又能下行血海以活血通经，具有沉降的特点；黄芪既能补气升阳、托毒生肌，具有升浮的特性，又能利水消肿、固表止汗，具有沉降的特点。中药升降浮沉特性不是固定不变的，在一定条件下可以发生转变，即升浮转变为沉降，沉降转变为升浮，其转变的条件包括炮制、配伍、药用部位的改变等。有些药物经酒制则升、姜炒则散、醋炒则收敛、盐炒则下行。如大黄可峻下热结、泻热通便，具有沉降之性，但经酒制后，其活血化瘀及升浮之性增强，泻下通便等沉降之性减弱；杜仲、菟丝子经盐炒后，其下行补肾的作用增强。升浮药配伍在大量的沉降药之中，功效随之趋下；反之，沉降药处于大量升浮药之中，功效也随之趋上，故银翘散、桑菊饮等解表药都采用质地轻松、气薄味辛之花草叶类药物，使全方具有升阳透表的功效。大承气汤使用的大黄重浊、坚实、气厚，配以性寒的药物产生峻下热结的功效。

在指导中药临床应用时，中药归经、四气五味、升降浮沉等理论必须结合起来，才能做到全面准确。同归肺经的药物，由于有四气的不同，其治疗作用也有差异，如紫苏温散肺经风寒、薄荷凉散肺经风热、干姜性热温肺化饮、黄芩性寒清肺泻火。同归肺经的药物，由于五味的不同，作用亦殊，如乌梅酸收固涩、敛肺止咳，麻黄辛以发表、宣肺平喘，党参甘以补虚、补肺益气，陈皮苦以下气、止咳化痰，蛤蚧咸以补肾、益肺平喘。同归肺经的药物，因其升降浮沉之性不同，作用迥异，如桔梗、麻黄药性升浮，故能开宣肺气、止咳平喘，苦杏仁、紫苏子药性沉降，故能降肺气、止咳平喘。四气五味说明药物具有不同的属性和治疗作用，升降浮沉说明药物的作用趋向，二者缺乏明确的定位概念，只有结合中药归经理论才能把药物的属性、治疗作用、作用趋向与病变所在的脏腑经络部位有机地联系起来。

药性理论对中药学的研究起着重要的指导作用。在中医药理论的指导下，合理认识和利用中药药效作用的特点，遵循其作用的基本规律，围绕药性理论开展中药药效学研究，结合现代医学的生理病理，运用先进的科学研究方法，方能全面而深入地阐释中药药理作用的科学内涵。

第四节　中药的用药禁忌

为了确保疗效、安全用药，避免产生毒副作用，必须注意用药禁忌。中药的用药禁忌主要包括配伍禁忌、证候禁忌、妊娠用药禁忌和服药的饮食禁忌四个方面。

一、配伍禁忌

配伍禁忌是指某些药物合用会产生剧烈的毒副作用或降低/破坏药效，因而应避免配合应用，即《神农本草经》所谓"勿用相恶、相反者"。《蜀本草》谓："相恶者60种，相反者18种。"《新修本草》承袭了18种相反药的数目。为便于诵读，中药间的配伍禁忌被编成"十八反""十九畏"歌诀。

"十八反"歌诀最早见于张子和《儒门事亲》："本草明言十八反，半蒌贝蔹及攻乌，藻戟遂芫俱战草，诸参辛芍叛藜芦。""十八反"歌诀共载相反中药18种，即乌头反贝母、瓜蒌、半夏、白及、白蔹；甘草反甘遂、大戟、海藻、芫花；藜芦反人参、丹参、玄参、沙参、细辛、芍药。

"十九畏"歌诀首见于明代刘纯的《医经小学》："硫黄原是火中精，朴硝一见便相争。水银莫与砒霜见，狼毒最怕密陀僧。巴豆性烈最为上，偏与牵牛不顺情。丁香莫与郁金见，牙硝难合京三棱。川乌草乌不顺犀，人参最怕五灵脂。官桂善能调冷气，若逢石脂便相欺。大凡修合看顺逆，炮爁炙煿莫相依。""十九畏"歌诀指出了共19种相畏的药物：硫黄畏朴硝（芒硝），水银畏砒霜，狼毒畏密陀僧，巴豆畏牵牛，丁香畏郁金，牙硝（芒硝）畏京三棱，川乌、草乌畏犀角，人参畏五灵脂，官桂（肉桂）畏赤石脂。

二、证候禁忌

由于药物的药性不同，其作用各有专长和一定的适应范围，因此，临床用药也就有所禁忌，称"证候禁忌"。例如，麻黄性温味辛，能发汗解表、散风寒，又能宣肺、平喘、利尿，故只适用于外感风寒表实无汗或肺气不宣的喘咳，而对表虚自汗及阴虚盗汗、肺肾虚喘者则应禁止使用。又如，黄精甘平，功能为滋阴补肺、补脾益气，主要用于肺虚燥咳、脾胃虚弱及肾虚精亏的病症，但因其性质滋腻，易助湿邪，因此凡脾虚有湿、咳嗽痰多及中寒便溏者不宜服用。除药性极为平和者无须禁忌外，一般药物都有证候禁忌。

三、妊娠用药禁忌

妊娠用药禁忌是指妇女在妊娠期治疗用药的禁忌。某些药物具有损害胎元以致堕胎的副作用，所以应作为妊娠禁忌的药物。根据药物对于胎元损害程度的不同，一般可分为慎用与禁用两大类。慎用的药物包括通经祛瘀、行气破滞及辛热滑利之品，如桃仁、红花、牛膝、大黄、枳实、附子、肉桂、干姜、木通、冬葵子、瞿麦等；禁用的药物包括毒性较强或药性猛烈的药物，如巴豆、牵牛、大戟、商陆、麝香、三棱、莪术、水蛭、斑蝥、雄黄、砒霜等。

凡禁用的药物孕妇绝对不能使用；属慎用的药物则可以根据病情的需要，遵医嘱斟酌使用。如《金匮要略》以桂枝茯苓丸治妊娠瘀病，吴又可用承气汤治孕妇时疫中的阳明腑实证。此即《黄帝内经》中"有故无殒，亦无殒也"的道理。但是，必须强调，慎用类药物，除非必要，一般应尽量避免使用，以防发生事故。

四、服药的饮食禁忌

服药的饮食禁忌是指服药期间对某些食物的禁忌，简称食忌，也就是通常所说的忌口。在服药期间，一般应忌生冷、油腻、腥膻、刺激性的食物。此外，根据病情的不同，饮食禁忌也有区别。例如，热性病患者应忌辛辣、油腻、煎炸类食物；寒性病患者应忌生冷食物、清凉饮料等；胸痹患者应忌肥肉、动物内脏、酒等；肝阳上亢、头晕目眩、烦躁易怒等患者，应忌胡椒、辣椒、大蒜、白酒等辛热助阳之品；黄疸胁痛患者应忌高脂及辛辣刺激之品；脾胃虚弱者，应忌油炸黏腻、寒冷坚硬、不易消化的食物；肾病水肿患者应忌过咸和酸辣太过的刺激食品；皮肤病患者，应忌鱼、虾、蟹等腥膻发物及辛辣刺激性食品。

第五节 中药的剂量与用法

一、中药的剂量

中药剂量是指中药在临床应用时的分量。它主要指每味中药的成人一日量（本书每味药物标明的用量，除特别注明以外，都是指干燥后的中药饮片在汤剂中成人一日内用量），也指方剂中每味中药之间的比较分量，即相对剂量。

中药的计量单位有重量如市制——市斤、市两、市钱、市分、市厘，公制——千克（kg）、克（g）、毫克（mg）；数量，如片、条、枚、支、角、只等。明清后，我国中药的剂量普遍采用 16 进制的"市制"计量方法，即 1 市斤 =16 市两 =160 市钱。1979 年起，我国对中药生产计量统一采用公制，即 1 kg=1 000 g=1 000 000 mg。为了处方和调剂计算方便，按规定以如下的近似值进行换算：1 市两（16 进位制）≈ 30 g；1 市钱 ≈ 3 g；1 市分 ≈ 0.3 g；1 市厘 ≈ 0.03 g。

尽管绝大多数中药来源于生药，安全剂量幅度较大，用量不像化学药品那样严格，但用量得当与否，也是直接影响药效的重要因素之一。药量过小，则起不到治疗作用，贻误病情；药量过大，则戕伤正气，也可引起不良后果，或造成浪费。中药多是复方应用，其中主要药物的剂量变化，可以影响到整个处方的功效和主治病症。因此，对于中药剂量应采取科学、谨慎的态度。一般来讲，确定中药的剂量时，应考虑如下几方面的因素。

（一）药物性质与剂量的关系

剧毒药或作用峻烈的药物，应严格控制剂量，开始时用量宜轻，然后逐渐加量，一旦病情好转，应当立即减量或停服，中病即止，防止过量或蓄积中毒。此外，花、叶、皮、枝等量轻质松及性味浓厚、作用较强的药物用量宜小；矿物、介壳等质重沉坠及性味淡薄、作用温和的药物用量宜大。鲜品药材含水分较多，用量宜大（一般为干品的 2 ~ 4 倍）；干品药材用量当小。过于苦寒的药物也不要久服、过量，免伤脾胃。再如羚羊角、麝香、牛黄、猴枣、鹿茸、珍珠等贵重药材，在保证药效的前提下应尽量减少用量。

（二）剂型、配伍与剂量的关系

在一般情况下，同样的药物入汤剂比入丸散剂的用量要大些；同样的药物单味药使用比在复方中应用剂量要大些；在复方配伍使用时，主要药物比辅助药物用量要大些。

（三）年龄、体质、疾病状态与剂量的关系

由于年龄、体质的不同，患者对药物耐受程度不同，则药物用量就有了差别。一般老年人、小儿、妇女产后及体质虚弱的患者，都要减少用量，成人及平素体质壮实的患者用量宜重。5 岁以下的小儿用药量为成人的 1/4，5 岁以上的儿童按成人用量减半服用。病情轻重、病势缓急、病程长短与药物剂量也有密切关系。一般病情轻、病势缓、病程长者用量宜小；病情重、病势急、病程短者用量宜大。

（四）季节变化与剂量的关系

夏季发汗解表药及辛温大热药不宜多用，冬季发汗解表药及辛温大热药可以多用；夏季苦寒降火药用量宜重，冬季苦寒降火药则用量宜轻。除了剧毒药、作用峻烈的药、精制药及某些贵重药外，一般中药的常用内服剂量为 5 ~ 10 g；部分中药的常用内服剂量较大，为 15 ~ 30 g；新鲜药物常用内服剂量为 30 ~ 60 g。

二、中药的用法

（一）汤剂煎煮法

汤剂是中药常用的剂型之一，自商代伊尹创制汤液以来沿用至今，经久不衰。汤剂的制作对煎药用具、煎药用水、煎药火候、煎煮方法都有一定的要求。

1. 煎药用具

煎药用具以砂锅、瓦罐为佳，搪瓷罐次之，忌用铜、铁锅，以免药物与煎药用具发生化学反应，影响疗效。

2. 煎药用水

古时曾用长流水、井水、雨水、泉水、米泔水等煎药，现在多用自来水、井水、蒸馏水等，总之以水质洁净、新鲜为好。

3. 煎药火候

煎药火候有文火、武火之分。文火是指使温度上升及水液蒸发缓慢的火候；武火又称急火，是指使温度上升及水液蒸发迅速的火候。

4. 煎煮方法

先将药材浸泡 30 ~ 60 分钟，用水量以高出药面为度。一般中药煎煮两次，第二煎加水量为第一煎的 1/3 ~ 1/2。两次煎液去滓滤净混合后分两次服用。煎煮的火

候和时间，要根据药物性能而定。一般来讲，解表药、清热药宜武火煎煮，时间宜短，武火煮沸后改文火煎 3 ～ 5 分钟即可；补养药需用文火慢煎，时间宜长，武火煮沸后再文火续煎 30 ～ 60 分钟。某些药物煎法比较特殊，处方上需加以注明，归纳起来有先煎、后下、包煎、另煎、溶化、泡服、冲服、煎汤代水等。

先煎：主要指有效成分难溶于水的一些矿物、介壳类药物，应打碎先煎 20 ～ 30 分钟，再下其他药物同煎，以使有效成分充分析出。如磁石、代赭石、生铁落、石膏、寒水石、紫石英、龙骨、牡蛎、海蛤壳、瓦楞子、珍珠母、石决明、紫贝齿、龟甲、鳖甲等。此外，附子、乌头等毒副作用较强的药物，宜先煎 45 ～ 60 分钟再下其他药，久煎可以降低毒性，安全用药。

后下：主要指一些气味芳香的药物，久煎其有效成分易挥发而降低药效，须在其他药物煎成前投入煎沸 5 ～ 10 分钟即可，如薄荷、青蒿、香薷、木香、砂仁、沉香、白豆蔻、草豆蔻等。此外，有些药物虽不属芳香药，但久煎也能破坏其有效成分，如钩藤、大黄、番泻叶等亦属后下之列。

包煎：主要指那些黏性强、粉末状及带有绒毛的药物，宜先用纱布袋装好，再与其他药物同煎，以防止药液混浊，或刺激咽喉引起咳嗽，或加热时引起焦化或糊化。如蛤粉、飞滑石、青黛、旋覆花、车前子、蒲黄及灶心土等。

另煎：又称另炖，主要是指某些贵重药材，为了更好地煎出有效成分，应单独另煎 2 ～ 3 小时。如人参、西洋参、羚羊角、麝香、鹿茸等。煎液可以另服，也可与其他煎液混合服用。

溶化：又称烊化，主要是指某些胶类药物及黏性大而易溶的药物，为避免入煎粘锅或黏附其他药物影响煎煮，可单用水或黄酒将此类药加热溶化后，用煎好的药液冲服，也可将此类药放入其他药物煎好的药液中加热溶化后服用。如阿胶、鹿角胶、龟甲胶、鳖甲胶、鸡血藤胶及蜂蜜、饴糖等。

泡服：又叫焗服，主要是指某些有效成分易溶于水或久煎容易破坏药效的药物，可以用少量开水或复方中其他药物滚烫的煎出液趁热浸泡，加盖闷润，减少挥发，半小时后去滓服用即可。如西红花、番泻叶、胖大海等。

冲服：主要指某些贵重药，用量较轻，为防止散失，常需要研成细末制成散剂，用温开水或其他药物的煎液冲服。如麝香、牛黄、珍珠、羚羊角、猴枣、马宝、西洋参、鹿茸、人参、蛤蚧等。某些药物，根据病情需要，为提高药效，也常研成散剂冲服。如用于止血的三七、花蕊石、白及、紫珠草、血余炭、棕榈炭，用于息风止痉的蜈蚣、全蝎、僵蚕、地龙，和用于制酸止痛的乌贼骨、瓦楞子、海蛤壳、延胡索等。某些药物高温容易破坏药效或有效成分难溶于水，也只能制成散剂冲服。如雷丸、鹤草芽、朱砂等。此外，还有一些液体药物如竹沥汁、姜汁、藕汁、荸荠汁、鲜地黄汁等也须冲服。

煎汤代水：主要指某些药物为了防止与其他药物同煎使煎液混浊，难于服用，宜先煎后取其上清液代水再煎煮其他药物，如灶心土等。此外，某些药物质轻用量多，体积大，吸水量大，如玉米须、丝瓜络、金钱草等，也须煎汤代水用。

（二）服药法

1. 服药时间

汤剂一般每日一剂，煎液分两次服，两次间隔时间为 4～6 小时。当临床用药时可根据病情增减，如急性病、热性病可一日两剂。至于饭前还是饭后服则主要取决于病变部位和性质。一般来讲，病在胸膈以上者如头、目、咽等部位的疾病宜饭后服药；如病在胸膈以下，如胃、肝、肾等脏器疾患，则宜饭前服。某些对胃肠有刺激性的药物宜饭后服；补益药多滋腻碍胃，宜空腹服；治疟药宜在疟疾发作前的两小时服用；安神药宜睡前服；治慢性病的药物宜定时服；急性病、呕吐、惊厥及石淋、咽喉病须煎汤代茶饮者，可不定时服。

2. 服药方法

汤剂：一般宜温服。解表药要偏热服，服后还须盖好衣被，或进热粥，以助汗出。寒证用热药宜热服，热证用寒药宜冷服，以防格拒于外。如出现真热假寒者当寒药温服，真寒假热者则当热药冷服，此即《黄帝内经》所谓"治热以寒，温以行之；治寒以热，凉以行之"的服药方法。

丸剂：颗粒较小者，可直接用温开水送服；大蜜丸者，可以分成小粒吞服；若水丸质硬者，可用开水溶化后服。

散剂、粉剂：可用蜂蜜加以调和送服，或装入胶囊中吞服，避免直接吞服而刺激咽喉。

膏剂：宜用开水冲服，避免直接倒入口中吞咽，以免粘喉引起呕吐。

冲剂、糖浆剂：冲剂宜用开水冲服；糖浆剂可以直接吞服。

应注意：危重患者宜少量频服；呕吐患者可以浓煎药汁，少量频服；对于神志不清或因其他原因不能口服的患者，可采用鼻饲给药法。在应用发汗、泻下、清热药时，若药力较强，要注意患者个体差异，一般得汗、泻下、热降即可停药，适可而止，不必尽剂，以免汗出、泻下、清热太过，损伤人体的正气。

第二章　中药炮制

第一节　概述

中药是在中医药理论指导下用于治疗疾病和预防保健的天然药物。中药炮制理论是在长期的医疗实践中不断发现、总结形成的。

一、基本概念

中药炮制是根据中医药理论，依照辨证施治用药需要，结合药物自身性质及调剂、制剂的不同要求，将中药材加工成生熟饮片的技术。研究中药炮制理论、工艺、规格、质量标准、历史沿革及其发展方向的学科称为中药炮制学。中药炮制是我国独有的制药技术，中药炮制学是中药专业的必修主干课程。

中药饮片是指在中医药理论指导下，将中药材加工炮制成一定规格，可供调剂和制剂配方用的制成品。中药饮片既可以直接供中医临床调剂配方，制成汤剂或生产配方颗粒直接冲服，也可以供药品生产企业生产中成药及医院生产中药制剂。饮片入药，复方配伍，是中医临床用药的特点，也是中药学的特色。中药饮片炮制质量直接影响临床疗效。

中药炮制学研究中药炮制影响药性变化的规律，指导中医医生正确选用中药饮片规格，保证临床安全有效。中药炮制和中医临床的密切关系，是产生和创立中药炮制学的基础和依据。中药的疗效实际是指中药饮片的疗效，并非原药材的疗效。一种药材，根据临床的需要，常常可以炮制成数种饮片。例如甘草的饮片规格有生甘草（简称甘草）和蜜炙甘草（或称炙甘草）；大黄的饮片规格有酒大黄、熟大黄、醋大黄、大黄炭等。部分中药材在炮制成中药饮片的过程中，由于加热、加辅料，以及发酵、制霜等因素的影响，药物由"生"变"熟"，其中的有效成分或者毒性成分不可避免发生质的变化或量的变化，表现为药性改变，产生新疗效，降低毒性，减少副作用，用药更加安全。中药炮制使中医临床用药品种增多，选择范围加大，更加适应辨证施治、灵活用药的需要。因此，中药炮制是中医临床用药的特点之一，是中医提高临床疗效的手段，是保证用药安全的措施。学习中药炮制学，掌握中药炮制方法和理论及其对中药性能、功效的影响，是从事中医药专业工作所必需的。

二、中药炮制学的任务

（一）指导临床正确选用饮片规格

中药炮制成法定的中药饮片才能发挥特有的临床疗效。中医历来就有中药"生熟异治"之说，所以临床上非常重视中药的生熟用法。根据患者的辨证诊断结果，选择适宜的中药饮片，组方调剂，才能收到预期的治疗效果。唐代名医孙思邈在《备急千金要方》中记载，临床用药"有须烧炼炮炙，生熟有定，一如后法；顺方者福，逆之者殃……诸经方用药，所有熬炼节度，皆脚注之"。《太平圣惠方》云："凡合和汤药，务在精专，甄别新陈，辨明州土，修制合度，分两无差，用得其宜，病无不愈。"上述都是古代医家临床应用中药炮制品经验的总结。

近代以来，学科分化，医药分家，于是临床上出现了"医不知药情，药不知医用"的状况。中医专业在中药功效论述中对生、熟饮片的重视不够，导致部分医生临床处方用药不经炮制，生药生用。这样既影响治疗效果，也阻碍中药炮制学发展的进程。中药炮制学通过介绍中药饮片炮制的操作方法，研究炮制过程中药性的变化规律，阐明各种中药饮片的药性及适应证，指导医生在准确辨证的基础上，合理选药，配伍组方，提高治疗效果，达到用药安全、有效的目的。

（二）验证饮片功效，评价炮制方法和工艺的合理性

中药饮片的规格来源于中医临床，但是由于地域、中医流派、用药习惯、炮制技术的传承等因素的影响，记载于中医药文献中的同一中药饮片功效也有差异。查阅文献资料，开展中药炮制的临床研究，从历史上正本清源，理清某一项理论、一种制法、一类药物、一个中药饮片规格的来龙去脉，分析、探讨炮制的原始意图、历史演变及这些变化的优缺点，选择合适方法和手段评价炮制方法、工艺的合理性和验证中药饮片作用，才能有的放矢地利用现代化技术手段，改进传统方法，体现正确的炮制意图。

炮制是为临床治病服务的。炮制的方法、工艺是否合理，最终的判断根据就是饮片在临床应用中是否安全、有效。明代的《本草蒙筌》载："凡药制造，贵在适中，不及则功效难求，太过则气味反失。"这说明了炮制工艺条件对中药饮片药性、功效的影响。研究和发展中药炮制理论，开展中药炮制的临床研究，验证中药饮片功效，评价炮制方法、工艺的合理性，是学习中药炮制学的任务之一。

第二节 中药炮制辅料与中药炮制方法及其分类

一、中药炮制辅料

中药炮制辅料是指在中药炮制过程中添加的具有辅助主药达到炮制目的的附加

物料，炮制辅料对主药可起到增强疗效，降低毒性，减轻副作用，或影响主药的理化性质等作用。中药炮制中常用的辅料种类较多，一般可分为液体辅料和固体辅料两大类。

（一）液体辅料

1. 酒

酒的传统名称有酿、盎、醇、醴、醅、酯、醍、清酒、美酒、粳酒、有灰酒、无灰酒等。当前用作中药炮制辅料的有黄酒、白酒两大类。

黄酒由米、麦、黍等加酒曲酿制而成，乙醇含量为 15% ~ 20%，且含糖类、酯类、氨基酸、矿物质等。黄酒一般为棕黄色透明液体，气味芳香特异。白酒由米、麦、黍、薯类、高粱等加酒曲酿制并经蒸馏而成，乙醇含量为 50% ~ 60%，且含有机酸类、酯类、醛类等成分，一般为无色澄明液体，气味醇香特异，且有较强的刺激性。由于酒中含有乙醇，中药中含有的生物碱及盐类、皂苷类、鞣质、有机酸、挥发油、树脂、糖类及部分色素（叶绿素、叶黄素）等成分皆易溶于酒中；酒还能提高中药中某些无机成分的溶解度，如酒可以与植物体内的一些无机成分如氯化镁（$MgCl_2$）、氯化钙（$CaCl_2$）等形成结晶状的分子化合物，称为结晶醇（如 $MgCl_2$-$6CH_3OH$、$CaCl_2$-$4C_2H_5OH$ 等），结晶醇易溶于水，故可提高其成分的溶解度；动物腥膻气味的成分通常为三甲胺、氨基戊醛类等，酒制时这些成分可随酒挥发而被除去，且酒中含有酯类等醇香物质，可以矫味矫臭。

酒味甘、辛，性大热，能活血通络、祛风散寒、散结消瘀、行药势、助药力、矫味矫臭。常用酒作为辅料的炮制方法有浸、炙等。浸制中药多用白酒，炙制中药用黄酒。中药经酒制后，能缓和中药苦寒之性，升提药力，引药上行，或增强疗效。常用酒制的中药有黄芩、黄连、大黄、白芍、续断、当归、白花蛇、乌梢蛇等。

2. 醋

醋古称酢、醯，习称米醋。古代的酒多为甜酒、浊酒，由于乙醇含量低，易酸败成醋，具有苦味，故醋又称苦酒。醋有米醋、麦醋、曲醋、化学醋等多种。中药炮制用醋为食用醋（米醋或其他发酵醋），化学合成品（醋精）不应用于中药炮制。《本草纲目》指出，制药用醋"惟米醋二三年者入药"。醋长时间存放者，称为"陈醋"，陈醋用于中药炮制更佳。

醋由米、麦、高粱、乙醇等酿制而成，含醋酸 4% ~ 6%，还含有维生素类、高级醇类、醛类、还原糖类、灰分等。醋具有醋酸，能与中药中的游离生物碱类成分结合成盐，增加其溶解度，使其易煎出有效成分，提高疗效；醋能使部分中药（大戟、芫花等）毒性降低而有解毒作用；醋能和具有腥膻气味的三甲胺类成分结合成盐而去腥臭气，故可除去动物类中药的腥臭气味；醋还具有杀菌防腐作用。

醋味酸、苦，性温，能理气、止血、行水、消肿、解毒、散瘀止痛、矫味矫臭。常用醋作为辅料的炮制方法有炙、蒸、煮等。中药经醋制后，能引药入肝，增强止痛作用，缓和药性，或降低毒性。常用醋制的中药有延胡索、甘遂、商陆、大戟、芫花、莪术、香附、柴胡等。

3. 蜂蜜

蜂蜜为蜜蜂采集花粉酿制而成，品种比较复杂，以紫云英蜜、枣花蜜、荔枝蜜等质量为佳；荞麦蜜色深、有臭味，质量差。蜂蜜因蜂种、蜜源、环境等不同，其化学组成差异较大，但主要成分为果糖、葡萄糖，两者约占蜂蜜的70%，另外含少量蔗糖、麦芽糖、矿物质、蜡质、酶类、氨基酸、维生素等物质。中药炮制中常用的是炼蜜，即熟蜜，是将生蜜加适量水煮沸，滤过，去沫及杂质，稍浓缩而成。

蜂蜜生则性凉，故能清热；熟则性温，故能补中。蜂蜜甘而平和，故能解毒；柔而濡润，故能润燥；缓可去急，故能止痛；气味香甜，故能矫味矫臭；不冷不燥，得中和之气，故十二脏腑之病，无不宜之。因此，蜂蜜被认为有调和药性的作用。用蜂蜜作为辅料时，常用炮制方法有炙、拌蒸、浸等。用熟蜜炮制中药，能起增强中药疗效或解毒、缓和药性、矫味矫臭等作用。常用蜂蜜制的中药有甘草、麻黄、紫菀、百部、白前、枇杷叶、款冬花、百合、桂枝等。

4. 食盐水

盐制法常用食盐水，食盐水为食盐的结晶体加适量水溶化，经过滤而得的澄明液体，除主要含氯化钠外，尚含少量的氯化镁、硫酸镁、硫酸钙等。

盐味咸，性寒，能强筋骨、软坚散结、清热、凉血、解毒、防腐、矫味。中药经食盐水制后，能改变其药性，或增强中药的作用。常用食盐水作为辅料的炮制方法有炙、盐水拌蒸等。常用食盐水炮制的中药有牛膝、杜仲、巴戟天、小茴香、橘核、车前子、砂仁、菟丝子等。

5. 生姜汁

生姜汁是鲜生姜捣碎取的汁。生姜汁有香气，其主要成分为挥发油、姜辣素，另外尚含有多种氨基酸、淀粉及树脂状物。

生姜味辛，性温，能发表、散寒、温中、止呕、开痰、解毒。中药经生姜汁制后能抑制其寒性，增强疗效，或降低毒性。常用生姜汁作为辅料的炮制方法有炙、煮等。常用生姜汁炮制的中药有厚朴、竹茹、草果、半夏、黄连等。

6. 甘草汁

甘草汁为甘草饮片水煎去滓而得的黄棕色至深棕色的液体。甘草汁主要成分为甘草甜素、甘草苷、还原糖、淀粉及胶类物质等。

甘草味甘，性平，能补脾益气、清热解毒、祛痰止咳、缓急止痛。中药经甘草汁制后能缓和药性，降低毒性。甘草中含有的甘草苷是表面活性剂，能增加其他不溶于水物质的溶解度。中医处方中常用甘草为药引，调和诸药，在炮制和煎煮过程中亦起到增容的作用。常用甘草汁作为辅料的炮制方法有煮、炙。常用甘草汁制的中药有远志、半夏、吴茱萸等。

（二）固体辅料

1. 稻米

稻米为禾本科植物稻的种仁。中药炮制多选用粳米或糯米,其主要成分为淀粉、蛋白质、脂肪、矿物质等,尚含少量的 B 族维生素、多种有机酸等。

稻米味甘,性平,能补中益气、健脾和胃、除烦止渴、止泻痢。与中药共制,可增强中药疗效,或降低刺激性和毒性。常用稻米制的中药有党参、斑蝥、红娘子等。

2. 麦麸

麦麸为小麦的种皮,呈淡黄色,主要含淀粉、蛋白质及维生素等。

麦麸味甘、淡,性平,能和中益脾、吸附油脂,亦可作为煨制的辅料。与中药共制能缓和中药的燥性,增强疗效,或矫味矫臭。常用麦麸制的中药有枳壳、枳实、僵蚕、苍术、白术、肉豆蔻、木香等。

3. 白矾

白矾又称明矾,为三方晶系明矾矿石经提炼而成的不规则的块状结晶体,无色、透明或半透明,有玻璃样色泽,质硬脆易碎,易溶于水,主要成分为十二水合硫酸铝钾 $[KAl(SO_4)_2 \cdot 12H_2O]$。

白矾味酸、涩,性寒,能解毒、祛痰杀虫、收敛燥湿、防腐。与中药共制后,可防腐,降低毒性,或增强疗效。常用白矾制的中药有半夏、天南星、白附子等。

4. 豆腐

豆腐为大豆种子粉碎后经特殊加工制成的乳白色固体,主要含蛋白质、维生素、淀粉等。

豆腐味甘,性凉,能益气和中、生津润燥、清热解毒。豆腐具有较强的沉淀与吸附作用,与中药共制后可降低中药毒性,或去除污物。常用豆腐制的中药有藤黄、珍珠、硫黄等。

5. 土

中药炮制常用的土是灶心土（伏龙肝）,也可用黄土、赤石脂等。灶心土呈焦土状、黑褐色,有烟熏气味,主含硅酸盐、钙盐及多种碱性氧化物。

灶心土味辛,性温,能温中和胃、止血、止呕、涩肠止泻。与中药共制后可降低中药的刺激性,或增强中药疗效。常用土制的中药有白术、当归、山药。

6. 蛤粉

蛤粉为帘蛤科动物文蛤、青蛤等的贝壳,经煅制粉碎后的灰白色粉末,主要成分为氧化钙等。

蛤粉味咸,性寒,能清热、利湿、化痰、软坚。与中药共制可除去中药的腥味,或增强疗效。主要用于烫制阿胶。

7. 滑石粉

滑石粉为单斜晶系鳞片状或斜方柱状的硅酸盐类矿物滑石,经精选净化、粉碎、干燥而制得的细粉。本品为白色或类白色、细微、无砂性的粉末，手摸有滑腻感。

滑石粉味甘，性寒，能利尿、清热、解暑。中药炮制时常用滑石粉作为中间传热体拌炒中药，可使中药受热均匀。常用滑石粉烫炒的中药有刺猬皮、鱼鳔胶等。

8. 河砂

选取粒度均匀适中的河砂，淘净泥土，除尽杂质，晒干备用。中药炮制常用河砂作为中间传热体拌炒中药，主要是因为它温度高、传热快，可使坚硬的中药受热均匀，经河砂炒后的中药质地变松脆，便于粉碎或利于煎出有效成分。另外河砂烫炒还可以破坏中药毒性成分。常用河砂烫炒的中药有骨碎补、狗脊、龟甲、鳖甲、马钱子等。

其他固体辅料还有朱砂、面粉、吸油纸等，可根据中药的特殊性质和用药要求而选用。

二、中药炮制方法及其分类

中药炮制技术是传统中药制药技术，历史悠久，方法繁多，随着生产技术的发展，不同历史阶段的炮制方法不同。了解中药饮片生产中使用的炮制方法并按照中药饮片生产过程的特点进行分类，以便掌握炮制技术，了解炮制过程对药性的影响。

（一）中药炮制方法

1. 净制

去除中药材中杂质的一类方法。净制包括挑选、筛选、风选、水选、剪、刮、削、剔除、酶法、剥离、挤压、刷、擦、撞、碾串等方法，使中药达到净度要求。药材在切制、炮炙或调配制剂时，均应使用净制后的中药材。

2. 切制

切制是将中药材切制成片、丝、段、块等规格的一类方法，便于中药的后期应用。药材可以鲜切、干切、软化处理后切制。

3. 火制

火制指以加热为主的炮制方法，包括烘、焙、煨、炒、煅、炼、烫、烧、烤、燎、干馏等。火制可以达到影响中药的药性、改变中药的质地等目的。

4. 加辅料制

加辅料分为加固体辅料和液体辅料两大类。加固体辅料主要用于炒、烫、煨、煮等法，包括米炒、麸炒（爆）、土炒、砂炒（烫）、蛤粉炒（烫）、滑石粉炒（烫、煨）、盐炒、豆腐煮（蒸）、白矾煮、生姜煮、面粉煨、吸油纸煨等；加液体辅料主要用于炙、蒸、煮、炖等法，包括酒制（炙、蒸、煮）、醋制（炙、蒸、煮）、盐制（炙、浸、蒸、煮）、蜜制（炙、蒸）、姜汁制（炙、煮）、油制（炙、酥）、甘草汁制（煮）、黑豆汁制（煮）等。固体辅料主要起到导热的作用，而液体辅料起到了一定的协同疗效的作用。

5. 其他制法

除了上述四种炮制方法，还包括去油制霜、水飞、提净、发芽、发酵等。

（二）中药炮制方法分类

1. 雷公炮炙十七法

明代缪希雍在《炮炙大法》卷首把当时的中药炮制方法归纳为了"十七法"，也就是后世所说的"雷公炮炙十七法"。这十七法因历史的变迁，其内涵有的较难准确表达，但却可窥见明代以前中药炮制的大概状况。随着中医药的发展，中药炮制方法不断增多并日趋完善，已远远超出了"十七法"的范围，但是其对中药炮制的基本操作至今仍有一定的影响。

2. 本草学的分类法

中药炮制起源于中药的发现和应用，是由中医药人员在长期的临床实践中共同建立发展起来的，在相当长的时间内，中药炮制方法都归属在本草学的分类方法之下。

《雷公炮炙论》按照《神农本草经》的分类方法，将中药分为上、中、下三品，将炮制方法散列于各药之后，无炮制规律可循。明代《炮炙大法》与《本草纲目》类似，依据水部、火部、草部、木部、果部等进行分类，仍局限于本草学的范畴。

近代时，全国中药炮制规范及各省市制定的炮制规范，大多以药用部位的来源进行分类介绍各种中药，即根及根茎类、果实类、种子类、全草类、叶类、花类、皮类、藤木类等，在各种中药项下再分述各种炮制方法。此种分类方法便于具体中药的查阅，但体现不出中药炮制工艺的系统性。

在叙述中药炮制品临床作用的一些专著中，多是根据中药功效划分章节，以便于中医临床医生学习和查找，各种中药炮制方法分述在中药项下，也不能体现中药炮制工艺的系统性。此种分类方法基本能反映出炮制的特色，但对中药饮片切制及切制前的洁净等未能概括。

3. 三类分类法

明代陈嘉谟在《本草蒙筌》中提出"凡药制造……火制四：有煅、有炮、有炙、有炒之不同。水制三：或渍、或泡、或洗之弗等。水火共制造者，若蒸、若煮而有二焉。余外制虽多端，总不离此二者"。即以火制、水制、水火共制三大类方法对中药炮制进行分类，此为中药炮制技术分类的开端。

不同版本《中国药典》中采用净制、切制和炮炙划分中药炮制方法的较多，各类项下有更具体的分类方法，该分类方法也被称为药典三类分类法，其优点是系统、便于掌握，但中药炮炙类内容比较庞杂，有的方法放在此类中不够准确。

自 2010 年版起，《中国药典》将炮制方法分为净制、切制、炮炙和其他，即四类分类法。另有人针对药典三类分类法的不足，总结归纳了五类、六类分类法。五类分类法包括修制、水制、火制、水火共制及其他制法。六类分类法在五类分类法的基础上又增加了切制。四类、五类及六类分类法对炮制方法的概括较为全面。

4. 工艺与辅料相结合分类法

工艺与辅料相结合分类法是在三类、五类分类法的基础上发展起来的。它既继承了净制、切制和炮炙的基本内容，又对庞杂的炮炙内容进一步分门别类。其一是突出辅料对中药所起的作用，以辅料为纲，以工艺为目的分类法，如分为酒制法、醋制法、蜜制法、盐制法、姜制法、药汁制法等，在酒制法中再分为酒炙、酒蒸、酒煮、酒炖等，此种分类法在工艺操作上会有一定的重复。其二是突出炮制工艺的作用，以工艺为纲，以辅料为目的分类法，如分为炒、炙、煅、蒸、煮等，在炙法中再分为酒炙法、醋炙法、姜炙法、蜜炙法等。这种分类方法较好地体现了中药炮制工艺的系统性和条理性，它吸收了工艺分类法和辅料分类法的优点，既能体现整个炮制工艺程序和特点，又便于叙述辅料对中药所起的作用，多为教材所采用。

第三节　中药炮制的理论基础

一、生熟理论

中药炮制的生熟理论是总结中药生熟饮片性能变化,功效异同,并用于指导炮制生产和临床应用的理论。生即生品，是指仅经过净制或切制的中药饮片，除剧毒药物以外，常与药材名相同，如酸枣仁、甘草、天南星、厚朴等。熟即熟品，是指将生品通过加热、加辅料、制霜、水飞等方法进一步炮制过的中药饮片，常在药材名前冠以炮制方法或以脚注的形式说明，如炒酸枣仁、炙甘草、制天南星、姜厚朴等。

（一）生熟理论的提出和形成

中药生熟概念始见于《神农本草经》："药，有毒无毒，阴干暴干，采造时月，生熟，土地所出，真伪陈新，并各有法。"汉代名医张仲景在《金匮玉函经》中也明确指出："凡草木有根茎枝叶、皮毛花实，诸石有软鞭消走，诸虫有毛羽甲角、头尾骨足之属。有须烧炼炮炙，生熟有定。"总结出中药有生用、熟用之分。

唐代药王孙思邈所著《备急千金要方》指出"生熟有定,一如后法"。元代张元素在《珍珠囊》中认为中药"大凡生升熟降"。元代王好古在《汤液本草》中引述李东垣的《用药法象》的论述，初步总结了"生泻熟补"的认识。明代傅仁宇在其眼科专著《审视瑶函》中，对中药的生熟异治论述颇详。中药生品饮片经加热、加入辅料等炮制成熟品饮片后，不但能改变中药性能，增强中药疗效，降低中药毒性，消除或减轻副作用，确保用药安全，而且扩大了中医临床用药范围，增加了临床用药品种。

中药生熟异效或者生熟异治，是指仅经过净制或者切制的生品饮片和进一步加热、加辅料等炮炙后的熟品饮片治疗功效不同及所治疾病不同。例如，甘草生品长于泻火解毒、化痰止咳，多用于治疗痰热咳嗽、咽喉肿痛、痈疽疮毒、食物中毒及中药中毒；蜜炙甘草以补脾和胃、益气复脉力胜，常用于治疗脾胃虚弱、心气不足、脘腹疼痛、筋脉挛急、脉结代。

（二）生熟理论的主要内容

1. 生泻熟补

一些中药生品饮品寒凉清泻，通过加热、加辅料成为熟品饮品以后，能变寒为温，药性偏于甘温，作用偏于补益。例如，地黄鲜用时味甘、苦，性寒，具有清热、生津、凉血、止血功效，用于治疗热邪伤阴、舌绛烦渴、发斑发疹等；产地加工使其干燥成为生地黄后，味甘、苦，性寒，具有清热凉血、养阴生津的功能，用于治疗热病烦躁、发斑消渴、骨蒸劳热、吐血、衄血、尿血、崩漏；生地黄蒸制成熟地黄后，药性由寒转温，味由苦转甘，功能由清转补，具有滋阴补血、益精填髓的作用，用于治疗肝肾阴虚、目昏耳鸣、腰膝酸软、消渴、遗精、崩漏、须发早白。又如，何首乌生用能通便解疮毒，用黑豆汁蒸炖后则补肝肾、益精血、乌须发。若肝肾两虚患者用生何首乌，非但不能补，反而会导致泻下，此绝非疾病所宜。

2. 生峻熟缓

某些中药生品饮片药性峻烈，制成熟品饮片后药性可缓和。例如，大黄生品苦寒沉降，气味重浊，走而不守，直达下焦，泻下作用峻烈，具有攻积导滞、泻火解毒的功能；大黄酒炙后可明显缓和泄泻作用；大黄经长时间蒸炖制成熟大黄后腹痛之副作用消失，并增强活血祛瘀之功。又如，峻泻寒积的巴豆，制霜后峻烈之性大减，可用于治疗小儿痰食壅滞、痛积。再如，麻黄生者发汗作用峻猛，蜜炙后发汗作用缓和。

3. 生毒熟减

有些中药生品饮品毒性或刺激性大，炮炙后毒性降低或缓和。毒指对人体的伤害或刺激，世代医药学家在医药著作中记载有大毒、有毒、有小毒的中药，若大量、长期服用容易出现中毒症状。生品毒性较大，临床使用不安全，多外用，若内服必须经加热等熟制减毒后再用。如苍耳子、苦杏仁、斑蝥、红娘子、青娘子、马钱子、乌头、肉豆蔻等，经炮炙成熟品后均可降低毒性。

二、辅料作用理论

元代、明代是中药炮制理论的形成时期。这一时期不仅重视辅料炮制对中药形色气味的影响，还特别重视辅料对药性及临床应用的影响，创造中药炮制新方法、新理论，并用以指导中药炮制品的临床应用，形成了中药炮制学中最为重要的辅料作用理论。

元代张元素在《珍珠囊》一书中指出，黄芩、黄连、黄柏、知母等苦寒药可用酒炒，借酒力以上腾，作用于头面及手指皮肤。

元代王好古在《汤液本草》一书中，归纳出"去湿以生姜""去膈上痰以蜜"等认识，对辅料炮制的作用提出了明确的看法。

明代陈嘉谟在《本草蒙筌》中对炮制方法做出了进一步总结："酒制升提，姜制发散。入盐走肾脏，仍使软坚；用醋注肝经，且资住痛。童便制，除劣性降下；米泔制，去燥性和中；乳制滋润回枯，助生阴血；蜜制甘缓难化，增益元阳。陈壁土制，窃真气骤补中焦；麦麸皮制，抑酷性勿伤上膈。乌豆汤、甘草汤渍曝，并解毒致令平和；羊酥油、猪脂油涂烧，咸渗骨容易脆断。"首次系统概括了辅料炮制药物的主要作用。

明代李梴在《医学入门》中，把一些中药的炮制作用总结为"芫花本利水，无醋不能通""蒲黄生通血，熟补血运通""诸石火煅红，用醋能为末""凡药入肺蜜制，入脾姜制，入肾用盐，入肝用醋，入心用童便；凡药用火炮、汤泡、煨炒者，制其毒也"。明代李中梓撰的《本草通玄》也有与之类似的论述："酒制升提，盐制润下，姜取温散，醋取收敛。便制减其温，蜜制润其燥，壁土取其归中，麦麸资其谷气；酥炙者易脆，去穰者宽中，抽心者除烦。"

明代李时珍撰写的《本草纲目》对中药不同炮制品的临证应用，强调用不同辅料炮制，如黄连"治本脏之火，则生用之；治肝胆之实火，则以猪胆汁浸炒；治肝胆之虚火，则以醋浸炒；治上焦之火，则以酒炒；治中焦之火，则以姜汁炒；治下焦之火，则以盐水或朴硝炒；治气分湿热之火，则以茱萸汤浸炒；治血分块中伏火，则以干漆水炒；治食积之火，则以黄土炒。诸法不独为之引导，盖辛热能制其苦寒，咸寒能制其燥性，在用者详酌之"。

清代张仲岩在《修事指南》中又补充论述："吴萸汁制抑苦寒而扶胃气，猪胆汁制泻胆火而达木郁，牛胆汁制去燥烈而清润，秋石制抑阳养阴，枸杞汤制抑阴而养阳。"

第四节　炮制对中药的影响

一、炮制对中药化学成分的影响

中药饮片所含的化学成分是其发挥临床治疗作用的物质基础，在中药炮制过程中，由于净制、切制、火制、加辅料制等，中药中的化学成分发生变化，有的成分被溶解出来，有的被分解或转化成新的成分，有的成分浸出量减少，因此研究中药炮制前后化学成分的变化，对探讨中药炮制原理、规范炮制工艺、制定中药饮片质量标准等具有重要意义。这里主要阐述炮制对中药生物碱、苷类及挥发油的影响。

（一）炮制对生物碱类成分的影响

生物碱是生物体内一类含氮的有机化合物，有类似碱的性质，能和酸结合生成盐。许多中药含有不同类型的生物碱，其性质各异，生理活性广泛，有不同的功能作用。故不同中药应根据不同需要进行炮制。

1. 净制可提高生物碱成分的相对含量

生物碱在植物体内分布不均。如黄柏的有效成分小檗碱，多集中于韧皮部，栓皮中分布少，故只有韧皮部的皮入药，采集和净制过程中常刮去栓皮。

同一药物不同部位，所含生物碱的种类与活性也有所不同，应分别入药。例如，莲子肉补脾养心、涩肠固精，莲子心清心火，两者功效不同是因为莲子心主含的莲心碱和异莲心碱在莲子肉中含量甚微，故分别入药。

2. 少泡多润，可减少生物碱损失

大部分生物碱难溶于水，分子量小或季铵类生物碱则易溶于水。若生物碱为中药的有效成分，在炮制中就应设法保留。尤其在切制过程中，用水软化药材时应"抢水洗""少泡多润，药透水尽"，尽量避免有效成分溶出。例如，益母草中的益母草碱易溶于水，故益母草宜清水快速漂洗后切制。又如，苦参中的苦参碱等成分能溶于水，药材质地坚硬，故一般在产地趁鲜洗净切片，避免干后再用水软化切片而损失有效成分。再如，槟榔具有驱虫作用的成分是槟榔碱，为减少其损失，不能长时间浸泡软化切片，可将其洗净直接打碎入药，或减压冷浸软化以缩短水浸时间。

（二）炮制对苷类成分的影响

苷是一种配糖体，是糖或糖的衍生物与另一非糖物质的端基碳原子连接而成的化合物，存在于植物的果实、树皮、根、花等中，种类有蒽醌苷、香豆素苷、黄酮苷、强心苷、氰苷等。大多数苷类都具有生理活性，其糖分子上有较多的羟基，具有一定的亲水性。

1. 苷类为有效成分的中药，净制或切制宜"少泡多润"以保存其含量

在净制、切制以苷类为有效成分的中药材时，要遵守"少泡多润"的原则。例如，陈皮的有效成分为陈皮苷，陈皮苷易溶于水，故陈皮多洒水润软后切丝，以减少陈皮苷流失。

2. 苷类为有效成分的中药，加辅料制可提高其溶解度

炮制以苷类为有效成分的中药时多用酒或蜜作辅料。多数苷类化合物为亲水成分，在酒等亲水性溶剂中有较大溶解度。根据相似相溶原理，用蜜炮制含苷类中药确有提高溶解度的效果。

（三）炮制对挥发油的影响

挥发油又称精油，是经水蒸气蒸馏得到的挥发性成分的总称。其化学成分复杂，生物活性广泛，大多数具有芳香气味，在常温下可以自行挥发而不留任何油迹，大多数比水轻，易溶于多种有机溶剂及脂肪油中，在水中的溶解度极低。

1. 净制可提高中药中挥发油相对含量

为提高中药中挥发油的含量，除注意采集季节外，可根据挥发油在植物体的分布情况，通过修制除去非药用部分，提高中药材质量。此外，多数挥发油以游离状

态存在于中药中，这类中药在净制时宜采用"抢水洗"，并应及时干燥，如薄荷、荆芥等。

2. 挥发油为有效成分的中药，宜避免加热

由于挥发油在常温下可以挥发散失，加热炮制或在日光下暴晒则挥发油损失更多。因此，凡以挥发油为有效成分的中药，炮制时应避免加热或暴晒。事实上，中医对此类中药的炮制有"勿令犯火""阴干"的要求，临床多用生品，如薄荷、香薷、茵陈、陈皮、肉桂、细辛、紫苏、丁香等。

中医认为五味子"入补药熟用，入嗽药生用"，这是因为五味子所含挥发油具有镇咳作用，炮制含使其含量降低。故五味子如用于敛肺止咳，则宜生用，炮制后挥发油含量降低，木脂素含量增加，补益作用增强。

二、炮制对中药药理的影响

中药经过加工炮制后，其理化性质也会发生不同程度的变化。现代药理学理论和技术在中药炮制研究中的应用日益深入，关于炮制对中药药理作用的影响也已有大量研究积累。这为进一步揭示中药炮制原理和制定炮制工艺提供了重要的理论支持，同时对指导中医临床用药具有重要的参考价值。

（一）炮制对中药药效学的影响

中药通过不同的方法进行加工炮制，不仅能使其毒副作用降低或消除，而且能改变其药性或增强疗效，反映在中药药理方面就有功效的改变或增加。此处以对心血管系统和消化系统的影响为例。

1. 对心血管系统的影响

生、炙甘草自古有别，生甘草清热解毒，调和诸药，而炙甘草补脾益气复脉。药效学实验结果表明，给小鼠分组灌胃生甘草、炙甘草煎液一周后，与生理盐水对照组比较，生甘草组使用异戊巴比妥钠诱导的小鼠睡眠时间明显缩短，肝匀浆细胞色素 P450 含量明显提高，而炙甘草组无显著差异，说明生甘草煎液有诱导肝药酶的作用，从而影响受肝药酶催化代谢药物的活性，为解释生甘草"解百药毒"提供了部分依据。研究发现，炙甘草在对抗由氯化钡诱发的小鼠心律失常作用方面明显优于生甘草，还能增强蟾蜍离体心脏心肌收缩力，同时，炙甘草提取液有良好的抗乌头碱诱发家兔心律失常作用。

有研究通过小鼠毛细血管凝血实验，比较姜的各种炮制品的凝血作用。结果表明，生姜、干姜水煎液及醚提液无缩短小鼠凝血时间的倾向。炮姜、姜炭水煎液、醚提液及混悬液均呈现较好的缩短小鼠凝血时间的作用，而姜炭的凝血作用明显优于干姜，进而为干姜炒炭后具有温中止血作用提供了一定科学依据。槐米生品清热凉血，炒炭后凉血止血，以炒炭品和生品槐米水煎液对小白鼠凝血时间进行实验，结果表明，用适当温度炒炭后，槐米止血作用增强明显，说明炮制时要求"炒炭存性"是有科学道理的。对艾叶、蒲黄、藕节、血余等进行制炭止血的研究均得出上

述相同的结果。

2. 对消化系统的影响

柴胡属于辛凉解表药，具有解表清热、疏肝解郁的功效。通过研究柴胡的水煎液对麻醉大鼠胆汁分泌量的影响，发现醋炙柴胡能显著增加胆汁的分泌量，与生柴胡或生理盐水比较，呈现出显著性差异。这表明促进胆汁的分泌是醋炙柴胡疏肝解郁作用增强的主要原因之一。

有学者比较女贞子生品、清炒品、酒蒸制品、醋制品、盐制品、清蒸品的成分，并进行药理研究，结果表明以酒蒸制品中齐墩果酸的含量最高，且其降谷丙转氨酶的作用最强。

有研究比较生大黄、酒大黄、熟大黄、大黄炭的泻下作用，发现仅生大黄、酒大黄具有泻下作用，熟大黄、大黄炭即使在最大溶解剂量下也未见明显泻下作用。有研究表明，酒大黄的肠推进作用强于同剂量的生大黄、熟大黄和大黄炭，差异显著。有研究指出，生大黄能降低大鼠胃液量、胃酸浓度和胃蛋白酶活性，与淀粉组比较有显著意义，而酒大黄对大鼠胃液量、胃酸浓度、胃蛋白酶活性影响较小。体外研究表明，醋炒大黄对胰蛋白酶的抑制能力最强，熟大黄抑制胰淀粉酶活性能力最强，而抑制胰脂肪酶活性能力最强的是酒大黄和大黄炭，但二者对胰蛋白酶、胰淀粉酶的抑制作用弱，可见不同大黄炮制品的药效各具特点。

大鼠胃液 pH 值测定结果表明，除生山楂外，山楂各种炮制品对胃液 pH 值均有降低作用，其中焦山楂与空白对照组相比具有显著性差异。

莱菔子炒制后能显著增强兔在体肠蠕动，与对照组及生品相比，均有显著性差异，但炒制程度太过，其作用则明显减弱，说明莱菔子炮制适度才能保证其疗效。

薏苡仁具有促进正常及脾虚小鼠胃肠运动，改善脾虚小鼠胃肠激素紊乱的作用，可降低脾虚小鼠的腹泻指数，提高脾虚小鼠的脾指数，麸炒薏苡仁作用明显强于生品。

研究表明，诃子肉、炒诃子肉、麸煨诃子、面煨诃子、诃子核对家兔离体肠管的自发活动和乙酰胆碱及氯化钡引起的肠肌收缩均有明显的抑制作用；对蓖麻油所致的小鼠腹泻有很好的止泻作用。与蒸馏水对照组比较，除诃子核组外，其他组均有显著差异。

研究不同地黄炮制品对增液汤药效的影响发现，用熟地黄组方对小肠蠕动的促进作用最明显，以酒地黄组方对小鼠肠容量增加的作用最为明显。

（二）炮制对中药毒理学的影响

部分中药常因其有较大的毒性或副作用而不能直接用于临床，通过炮制可减轻或消除其毒性或副作用，从而提高临床用药安全性。

1. 炮制对中药毒性的影响

比较甘遂各炮制品水煎液对小鼠灌胃的半数致死量，结果表明生甘遂半数致死量<醋炒甘遂半数致死量<甘草制甘遂半数致死量,证明甘草制甘遂具有更高的安全性。

商陆为泻下利水、消肿散结的中药,但毒性较大,会造成肠黏膜淋巴细胞弥漫性浸润,杯状细胞明显减少,从而使体温上升及体重下降。对小鼠小肠苏木精-伊红染色肠黏膜进行观察,生商陆组可见大量淋巴细胞弥漫性浸润并有淋巴滤泡形成,提示为炎性病变;对小肠杯状细胞进行观察,结果显示生商陆组杯状细胞数量与醋商陆组相比明显减少,其对肠黏膜的损害程度较重;生商陆组、醋商陆组比较,生商陆组小鼠体重明显下降,体温明显升高,中毒较重。实验结果表明,商陆醋制确能明显减轻其对肠黏膜的毒性反应,为临床合理用药提供了依据。

大黄苦寒,生用重浊,走而不守,直达下焦,泻下作用峻烈,易伤胃气。研究表明,三种制大黄汤剂的致泻力不及生品大黄的1/10。以大剂量不同大黄炮制品给小鼠灌胃,生品和热压一次蒸晒制品可使小鼠生长受到非常显著的抑制,并分别出现50%和35%的死亡率。相同剂量的九蒸九晒和热压三次蒸晒制品则不引起小鼠死亡和生长抑制。

2. 对刺激性的影响

半夏辛、温、有毒,生品对胃肠、咽喉等的黏膜有强烈的刺激性,能使人呕吐、咽喉肿痛、失音等。研究表明,经姜汁炮制后,半夏毒性和刺激性降低,并在两种不同动物实验上得到相同的结论,以姜汁煮半夏效果明显,姜汁冷浸效果不如姜汁煮。小鼠口服鲜姜汁或煮姜汁均可降低腹腔注射生半夏混悬液所致的刺激性。

黄精生品具有一定的刺激性,传统多用清蒸或酒蒸进行炮制。将生黄精、清蒸品、酒蒸品的同剂量水提液给小鼠灌服,结果生黄精组小鼠全部死亡,而清蒸品组和酒蒸品组小鼠均无死亡,且活动正常。家兔皮内刺激实验表明,生芫花及其各炮制品均有显著的皮肤刺激性,与生芫花相比,醋炙品的皮肤刺激性降低29.1%。

3. 对特殊毒性的影响

苦杏仁有小毒,临床多用炒及焯苦杏仁。研究发现,生苦杏仁的醚提物和水煎液有一定的促癌活性。炒、焯及炒焯三种炮制方法均能降低生苦杏仁促癌活性,以炒及炒焯法更好。炒、焯及炒焯三种炮制方法均能增强其润肠作用,而破坏苦杏仁酶和提高苦杏仁苷的煎出率则以炒焯的方法最好。

第五节　中药炮制与中医临床疗效

中药炮制是中医长期临床用药经验的总结。炮制方法和工艺的确定应以临床需求为依据。炮制方法是否恰当,工艺是否合理,直接影响到临床用药的疗效和安全。因此,中药炮制与中医临床疗效的关系十分密切。清代《修事指南》载"炮制不明,药性不确,则汤方无准,而病症不验也",强调了炮制与临床疗效的密切关系。

一、中药净制与临床疗效

由于原药材常常混有一些杂质或非药用部分，需要净制，去除掺杂的泥土、霉烂品等杂质，分离非药用部位，以保证临床处方用药准确。如巴戟天的木心为非药用部分，且占的比例较大，若不除去，则用药剂量不准，导致疗效降低。又如黄柏、厚朴、杜仲等皮类药材的栓皮层，是非药用部位，因而需要除去。有的原药材中还可能混有外形相似的其他有毒药物，如八角茴香中混入莽草，黄芪中混入狼毒，贝母中混入光姑子（丽江山慈菇），天花粉中混入王瓜根等，这些异物若不拣出，轻则中毒，重则造成死亡。有的原药材的不同部位作用不同，若一并入药，则难以达到治疗目的，甚至造成医疗事故。如麻黄，茎具有发汗作用，而根具有敛汗作用。一些中药的一些部位有毒，需要除去以保证临床用药安全。如雷公藤皮和白首乌的根皮等均有毒，需净制去掉。

从古至今，医药学家对中药净制都十分重视，如《外台秘要方》云"或须皮去肉，或去皮须肉，或须根茎，又须花实，依方炼治，极令净洁"，明确指出了药用部位和对净度的要求。在2020年版《中国药典》中净制是炮制工序之一，所有的中药材都必须经过净制。

二、中药切制与临床疗效

一些中药材体积较大，或质地坚硬，无法直接调剂，不能保证煎出效果，则必须按药材的质地，采取"质坚宜薄""质松宜厚"的原则进行切制，或将质地坚硬的药物适当捣碎或碾碎，以利于煎出药物的有效成分，并避免药材细粉在煎煮过程中出现糊化、粘锅等现象，显示出中药饮片"细而不粉"的特色。中药切制是提高煎药质量，保证中医临床疗效的关键技术之一。

药材切制前需经过润或泡等软化操作，使药材软硬适度，便于切制，但控制水处理的时间和吸水量至关重要。若浸泡时间过长，吸水量过多，则药材中的成分易大量流失，降低疗效，并给中药饮片干燥带来不利影响。切制时，饮片厚度或大小相差太大，在煎煮过程中会出现易溶、难溶、先溶、后溶等问题，浸出物将会取气失味或取味失气，达不到气味相得的要求。如调和营卫的桂枝汤，方中桂枝以气胜，白芍以味胜，若白芍切厚片，则煎煮时间不好控制，煎煮时间短，虽能取全桂枝之气，却失白芍之味；若煎煮时间长，虽能取白芍之味，却失桂枝之气。方中桂枝和白芍为主药，均切薄片，煎煮适当时间，即可达到气味共存的目的。

三、中药火制与临床疗效

火制是中药炮制常用的重要手段，如炒、炙、煅、蒸、煮、焯、烘、焙、煨、干馏等，都可使中药增效或减毒，利于临床，其中炒制和煅制应用相对广泛。采用炒法炮制，可从多种途径改变药性或药效。如一些中药经过炒焦，可以产生不同程度的焦香气，收到启脾开胃的作用，如炒麦芽、炒谷芽等。白术生品虽能补脾益气，但其性壅滞，服后易致腹胀，炒焦后不仅能健运脾气，且无壅滞之弊，又能开胃进食。种子和细小果实类中药炒后不但具有香气，而且有利于有效成分的煎出，故自古就有"逢子必炒"的要求。苦寒中药炒后苦寒之性缓和，免伤脾阳，如炒栀子。作用较猛的药经炒后可缓和烈性，如麸炒苍术、枳实。有异味的中药炒后可矫臭矫味，利于服用，如麸炒僵蚕。荆芥生用发汗解表，炒炭则能止血。干姜与炮姜仅就温中散寒的作用而言，干姜性燥，作用较猛，适于脾胃寒邪偏盛或夹湿邪者；炮姜则作用缓和持久，适于脾胃虚寒之证。由此可见，中药采用清炒或加辅料炒等法处理，能从不同途径改变药性或药效，以满足临床用药的不同要求。

煅制常用于处理矿物药、动物甲壳类药物及化石类药物，或者需要制炭的植物药。矿物药或动物甲壳类药物，煅后不但能使质地酥脆，利于煎熬和粉碎，而且作用也会发生变化。如白矾煅后燥湿、收敛作用增强；自然铜煅后入药，具散瘀止痛之效并可提高有效成分煎出效果。

其他火制法对临床疗效和安全也有重要影响。生地黄加热蒸制成熟地黄，其性味、功效都发生明显的变化；川乌、草乌加热煮制后，其毒性显著降低；苦杏仁焯制后利于有效成分的保存和煎出；木香煨后止泻作用增强；淡竹干馏出竹沥后产生新的疗效。

四、中药加辅料制与临床疗效

中药采用不同辅料炮制后，可借助辅料产生协同或拮抗作用，在中药性味、归经、作用趋向、功效和毒副作用方面都会发生某些变化，从而最大限度地发挥中药疗效，缓和药性，降低中药毒性，达到治疗目的。

（一）蜜制中药与临床疗效

蜜制中药能增强止咳或补气的作用。例如甘草蜜炙能增强其补中益气的功能；款冬花蜜炙能增强润肺止咳化痰的作用；紫菀生用虽然化痰作用较强，但会泻肺气，只适于肺气壅闭、痰多咳嗽的患者，肺气不足的患者服用后有的可出现小便失禁，尤其是小儿，用甘温益气的蜜炼制后可纠此弊，并能增强润肺止咳之功。

（二）酒制中药与临床疗效

苦寒中药通常气薄味厚，通过酒制，利用酒的辛热行散作用，既可缓和苦寒之性，免伤脾胃，又可使其寒而不滞，更好地发挥清热泻火作用。例如，大黄味苦、性寒，生用泻下作用峻烈，易伤胃气，经"以热制寒"的酒炙后可引药上行，缓和其寒性，收活血化瘀之效。活血中药酒制可使其作用增强而力速，适于瘀阻脉络、肿痛较剧或时间较短需速散者。滋腻中药也是气薄味厚，易影响脾胃的运化，酒能宣行药势，减弱黏滞之性，使其滋而不腻，更易发挥药力。

（三）醋制中药与临床疗效

活血中药醋制能使作用缓和而持久，提高疗效。用于血脉瘀滞引起的出血证，如醋五灵脂；用于积聚日久、实中夹虚、需缓治者，如醋大黄。

（四）盐制中药与临床疗效

温肾中药以盐制作为味的扶助，使气厚之药得到味的配合，达到"气味相扶"的目的，增强其补肾作用，如盐补骨脂。

（五）姜制中药与临床疗效

姜制中药可增强其化痰止呕的作用，如姜半夏、姜竹茹等。

（六）药汁制与临床疗效

药汁制可发挥辅料与主药的综合疗效，如吴茱萸辛、热，以气胜，黄连苦、寒，以味胜，用吴茱萸汁制黄连，一冷一热，阴阳相济，无偏胜之害，故萸黄连长于泻肝火以和胃气。胆汁制中药，例如天南星和胆汁均有抗惊厥和抑制中枢神经的作用，用胆汁制天南星"以寒制热"，产生拮抗解毒、协同增效的作用。

五、其他制法与临床疗效

中药炮制方法还有发芽、发酵、制霜、水飞等，不仅可以达到制备新药的目的，而且可使中药产生新的药理活性，满足临床用药需要，还可以降低毒性，保证临床用药安全。如巴豆为剧烈的泻下药，其主要成分为巴豆油，毒性很大。巴豆制霜，可除去大部分油脂，使毒性降低，缓和泻下作用；巴豆中还含有巴豆毒素，能溶解红细胞，使局部细胞坏死，但在制霜过程中加热可使其遇热失活而丧失毒性。又如柏子仁为养血安神药，有镇静作用，但其含脂肪油有泻下作用，其制霜后可除去脂肪油，以解除滑肠致泻的副作用。

总之，中药通过净制、切制、火制、加辅料制等方法，能够达到去除杂质、保证净度、利于调剂、便于煎出、调整药性、引药归经、降低毒性、纠正偏性、增强疗效等目的。因此，中药炮制与中医临床疗效关系密切。

第三章　解表药

第一节　发散风寒药

一、麻黄

麻黄为麻黄科植物草麻黄、木贼麻黄或中麻黄的草质茎，多产于河北、山西、甘肃等地。其味辛、微苦，性温，归肺、膀胱经，具有发汗解表、宣肺平喘、利水消肿之功。主治风寒感冒，发热恶寒无汗，百日咳，支气管炎，支气管哮喘，大叶性肺炎，麻疹初期透发不畅，风疹身痒，风水浮肿，小便不利。用法为内服，煎汤（宜先煎，去水面浮沫），或入丸、散。

使用注意：凡素体虚弱而自汗、盗汗、气喘者，均忌服。

（一）配伍应用

配石膏，治肺热咳嗽气喘。

配桂枝，治感冒风寒，发热无汗、恶寒怕风，头、身疼痛之表实证，风寒湿痹，咳喘等。

配浮萍，治风水为病，身热恶风，头面四肢浮肿，小便不利，或风疹瘙痒。

配苦杏仁，治风寒犯肺，咳喘气逆。

配罂粟壳，治久咳不止，干咳少痰。

配干姜，治寒饮喘咳。

配五味子，治肺寒痰饮喘咳。

配熟地黄，治寒湿阻滞脉络的阴疽，或肾虚寒饮喘咳。

配附子，治风寒痹痛、阳虚外感、浮肿等。

配白术，治水肿病。

配细辛，治外感风寒，恶寒发热，身痛头痛而兼肺气郁闭，咳喘寒痰。

配葱白，治肺气不宣，水气不行，上半身浮肿，小便不利之风水证。

配葛根，治外感风寒，邪气内迫于阳明之恶寒无汗、发热口渴、下利等。

配生姜，治风寒外束，肺气郁闭之发热恶寒，无汗兼见咳喘呕逆。

配人参，治元气虚弱，感受风寒，汗不得出。

配黄芩，治身热汗出，喘促气粗，甚则鼻翼扇动，咳嗽痰黄而黏，胸闷烦躁，口渴喜冷饮，舌苔黄腻之肺热痰喘。肺阴不足、痰热虚喘不宜应用。

配车前子，治肺气郁闭，水道不通，肾失开阖之四肢水肿，小便不利，或头面四肢急性水肿兼有表证；痰壅肺闭之咳喘；外邪袭肺，肺气失畅所致的发热恶风，头面四肢水肿兼有胸闷气喘，咳嗽痰多。

配白果，治肺气壅塞，久喘久咳而不愈（本药对较少单独应用，多根据病症的寒热虚实等具体证情，与他药配伍同用）。

配薏苡仁，治风湿关节痛。

配肉桂，治风痹荣卫不行，四肢疼痛。

配羌活、防风，治水肿而伴有表证偏寒。

配白术、生姜，治水肿而兼有表证。

配干姜、细辛，治寒喘。

配豆腐、苦杏仁，治支气管哮喘，受凉发作。

配五味子、益智，浸泡煎汤，温服，治小儿遗尿。

配苦杏仁、甘草，治风寒外束，鼻塞身重，咳嗽气喘。

配石膏、苦杏仁，治实证喘息，肺热咳嗽。

配生姜、石膏、甘草，治水肿初起，兼有表证，如越婢汤。

配苦杏仁、石膏、甘草，治急性支气管炎，肺炎，哮喘。

配连翘、赤小豆、桑白皮，治湿热黄疸，兼见表证，或风疹皮肤瘙痒，如麻黄连翘赤小豆汤。

配桂枝、苦杏仁、甘草，治风寒感冒。

配干姜、细辛、姜半夏，治慢性支气管炎。

配苦杏仁、地枯萝、冬瓜皮，治水肿气急，尿少。

配薏苡仁、苦杏仁、甘草，治风湿热痹、骨节酸痛等，如麻杏薏甘汤。

配桂枝、附子、防风，治风寒痹痛。

配石膏、黄芩、桑白皮，治热邪壅肺的咳嗽，气喘，鼻扇。

配马钱子、乳香、没药，马钱子去毛砂炒；乳香、没药用灯心草去油，共研末服，每次 0.5 ~ 1.0 g，治腰椎间盘突出症。

配白术、茯苓皮、桑白皮，治水肿病初起。

配桂枝、干姜、细辛、半夏，治风寒束表，兼有内饮者。

生麻黄根配生麻黄节，治酒渣鼻。

（二）单味应用

单味以醇酒煮，温服汗出，治伤寒所致黄疸。

单味以蜜一匙同炒良久，再以水煎，俟沸，去沫，去滓，趁热尽服之，避风，治病疮。

（三）配方选例

1.麻黄汤

主治：太阳病头痛发热，身疼腰痛，骨节疼痛，恶风无汗而喘者。

方药：麻黄（去节）9 g，桂枝（去节）6 g，炙甘草3 g，苦杏仁（去皮、尖）70个。

用法：上4味，以水9 L，先煮麻黄，减2 L，去上沫，纳诸药，煮取2.5 L，去滓，温服8合，覆取微似汗，不须啜粥。

2.麻黄苦杏仁甘草石膏汤

主治：汗出而喘，无大热者。治太阳病发汗后，不可更行桂枝汤。

方药：麻黄（去节）9 g，苦杏仁（去皮、尖）50个，炙甘草6 g，石膏（碎，棉布裹）25 g。

用法：上4味，以水7 L，煮麻黄，减2 L，去上沫，纳诸药，煮取2 L，去滓，温服1 L。

3.小青龙汤

主治：伤寒表不解，心下有水气，干呕发热而咳，或渴，或利，或噎，或小便不利、小腹满，或喘者；并治溢饮，身体重痛，肌肤悉肿者。近代也用于治疗慢性支气管炎、支气管哮喘、肺气肿而见喘咳痰白清稀者。

方药：麻黄（去节）、芍药、细辛、干姜、炙甘草、桂枝（去皮）各10 g，五味子、半夏各10 g。

用法：先以水煎麻黄（去节），去上沫，再入诸药同煮，分3次服。口渴，去半夏，加天花粉10 g；微痢，去麻黄，加芫花（炒令赤色，如鸡子大）；噎者，去麻黄，加炮附子1枚；小便不利、少腹满，去麻黄，加茯苓12 g；气喘，去麻黄，加苦杏仁（去皮、尖）10 g。

4.加减温肺汤

主治：恶寒重，发热轻，咳嗽气喘属阳虚者。

方药：麻黄3 g，桂枝4.5 g，细辛3 g，干姜4.5 g，白芥子6 g，制天南星6 g，白附子3 g，瓜蒌9 g，枳壳6 g，牛蒡子9 g，半夏9 g。

用法：水煎，日服1剂。

5.清肺定喘散

主治：慢性支气管炎，哮喘，肺气肿。

方药：麻黄、延胡索、白芥子、半夏各20 g，莱菔子、甘遂、细辛、五味子各10 g。

用法：上药共研为极细粉，装瓶备用，为1人3次用药量，在夏季伏天即头伏、二伏、三伏的第一天，用鲜姜汁将其调为糊状，摊在6 cm×6 cm橡胶布上行穴位贴敷。其穴位为天突、膻中、肺俞、膈俞、大椎、定喘穴。每次贴6~10小时。若烧灼疼痛厉害可提前取下。连贴3年。

二、桂枝

本品又名柳桂，为樟科植物肉桂的嫩枝，多产于广东、广西等地。其味辛、甘，性温，归肺、心、膀胱经，具有发汗解表、温经通阳之功。主治风寒感冒，风湿痹痛，痛经，闭经，痰饮咳喘，小便不利。用法为内服，煎汤，或入丸、散。

使用注意：温热病及阴虚阳盛之证者、血证者、孕妇忌服。

（一）配伍应用

配牛膝，治筋骨软弱，风寒引起的脊背、腰腿疼痛，气血寒滞之闭经、痛经。

配甘草，治心阳虚，心下悸喜按。

配麻黄，治风寒发热，头痛，恶寒无汗。

配生姜，治胃寒或胃中停饮所致的胃脘疼痛，泛吐清水，呕恶呃逆等。

配石膏，治风寒表证未罢，而兼口渴、烦躁、三焦热，风寒湿邪郁滞肌络，久而化热之热痹。

配大黄，治表寒里实，恶寒头痛，发热汗出，腹满疼痛；表证误下，表邪内陷凝滞于脾，而见腹满实痛、大便秘结等。

配人参，治阳气虚弱之外感风寒；阳虚气弱，气血凝滞。

配白芍，治外感风寒，营卫不和的表虚自汗。

配附子，治阳虚外感风寒湿邪的畏冷，四肢疼痛。

配茯苓，治心阳不振的心悸，气短。

配丹参，治心阳不振，瘀血痹阻的心悸，胸痛及血虚血瘀的惊悸，失眠等。

配吴茱萸，治妇女冲任虚寒的月经不调，小腹冷痛等。

配桃仁，治妇女血瘀及外伤性瘀血阻滞脉络的疼痛。

配紫苏，煎汤待凉，浸泡患处，治冻疮。

配当归、细辛，治寒入经络，手足厥逆及腰膝疼痛。

配片姜黄、防风，治风寒阻络，气血不畅所致的肩臂疼痛。

配牡蛎、龙骨，治心阳不振所致的阳浮于上，阴伤于下而出现的烦躁、失眠。

配当归、白芍，治瘀血肿痛，虚寒性月经不调等。

配茯苓、白术，治小便不利，痰饮等。

配苦杏仁、川厚朴，治气逆咳嗽。

配麻黄、附子，治小腹冷痛，痛经。

配白芍、饴糖，治脾胃虚寒所致的胃脘疼痛。

配瓜蒌、薤白，治胸阳不振而致的胸痛彻背，心悸，脉结代。

配生姜、枳实，治心下痞，诸逆，心悬痛。

配茯苓、泽泻，治心脾阳虚、水湿内停而致的小便不利，小腹胀满，浮肿。

配生姜、白芍，治风寒在表，头痛发热，恶风自汗。

配牡丹皮、芍药、桃仁，治妇女经寒瘀滞，月经不调或经闭腹痛等。

配茯苓、白术、甘草，治阴寒阻遏，阳气不行，水湿停留所致的痰饮喘咳。

配赤芍、红花、伸筋草，治骨节拘挛难伸，肢体疼痛等。

配秦艽、独活、川芎、五加皮，治风寒湿痹。

配泽泻、茯苓、白术、猪苓，治膀胱蓄水，小便不利，以及水肿等。

配吴茱萸、当归、川芎、芍药，治血寒瘀滞所致的经闭、痛经等。

配附子、防风、白术、羌活，治风寒湿邪侵入经络所致的关节疼痛。

配瓜蒌、薤白、红花、五灵脂，治心阳不振而致的胸痹，心痛。

配白芍、炙甘草、生姜、大枣，治外感风寒，头痛汗出，恶风发热。

配薤白、郁金、桃仁、瓜蒌，水煎服，治非化脓性肋软骨炎。

配吴茱萸、当归、川芎、赤芍、牡丹皮，治妇女宫冷不孕，或经闭腹痛等。

配白芍、知母、白术、麻黄、防风，治风寒湿痹，关节酸痛等。

配当归、赤芍、白芍、川芎、红花、桃仁，治月经错后，或经闭不潮及行经腹痛等。

（二）单味应用

单味煎汤洗，治冻疮。

应注意，桂枝有横通肢节的特点，能引诸药横行至肩、臂、手指，故又为上肢病的引经药。

（三）配方选例

1. 桂枝汤

主治：太阳中风，阳浮而阴弱，阳浮者，热自发，阴弱者，汗自出，啬啬恶寒，淅淅恶风，翕翕发热，鼻鸣干呕者。

方药：桂枝（去皮）10 g，芍药 10 g，炙甘草 6 g，生姜（切）10 g，大枣（擘）12 枚。

用法：上 5 味，细切前 3 味，以水 7 L，微火煮取 3 L，去滓，适寒温，服 1 L；服已须臾，啜热稀粥 1 L 余，以助药力，温覆 1 时许，遍身荥荥微似有汗者益佳。

2. 桂枝芍药知母汤

主治：诸肢节疼痛，脚肿如脱，头眩短气，温温欲吐者。

方药：桂枝 12 g，芍药 10 g，甘草 6 g，麻黄 6 g，生姜 15 g，白术 15 g，知母 12 g，防风 12 g，炮附子 1 枚。

用法：上 9 味，以水 7 L，煮取 2 L，温服 7 合，每日 3 服。

3. 小建中汤

主治：虚劳里急，悸苦，腹中痛，梦失精，四肢酸疼，手足烦热，咽干口燥；并治虚劳萎黄，小便不利；以及伤寒阳脉涩、阴脉弦、腹中急痛；或心中悸而烦。近代也用于治疗胃及十二指肠溃疡、胃肠功能紊乱而见脾虚寒证。

方药：桂枝（去皮）、生姜各 10 g，炙甘草 6 g，大枣 12 枚，芍药 18 g，饴糖 20 g。

用法：水煎去滓，入饴糖溶化，每日 3 服。

4. 桂枝加龙骨牡蛎汤

主治：遗精，少腹弦急，阴头寒，目眩发落，脉芤动微紧。

方药：桂枝、芍药、生姜、龙骨、牡蛎各 10 g，甘草 6 g，大枣 12 枚。

用法：水煎，每日 3 服。

5. 加味桂枝汤

主治：阑尾炎。

方药：桂枝、广木香各 9 g，生白芍 18 g，广陈皮、大枣各 12 g，生甘草、生姜各 6 g。

用法：加水 1 L，煎沸 5 分钟后温服，每日 1 剂，或早晚各服 1 剂，直至痊愈。

三、香薷

香薷为唇形科植物石香薷或江香薷的地上部分，多产于江西、安徽、河南等地。其味辛，性微温，归肺、胃、脾经，具有发汗解表、化湿、利水之功。主治暑湿感冒，恶寒发热，无汗，头痛，胸痞腹痛，呕吐泄泻，水肿，小便不利，脚气。用法为内服，煎汤，或研末。

使用注意：表虚者忌服。

（一）配伍应用

配藿香，治夏令感冒挟湿，发热恶寒，胸闷，呕吐，腹痛等。

配白扁豆，治暑令感寒吐泻。若加厚朴为香薷饮，治外寒内湿，身热无汗，头痛，口渴，吐泻腹痛的夏令伤暑证。

配白术，治寒湿内蕴的水肿，小便不利。

配白茅根，治小便短赤涩痛。并可与益母草配用，治身热无汗，小便短赤的水肿。

配蓼子草，治霍乱吐痢，四肢烦疼，冷汗出，多渴。

配黄连、滑石，治心烦，小便不利。

配藿香、白扁豆，治夏季感受寒凉引起的恶寒发热无汗、腹痛吐泻。

配厚朴、白扁豆，治夏季暑湿表证，恶寒发热，头重头痛，无汗身痛，腹痛吐泻等。

配茯苓、白术，治脚气水肿和肾炎水肿。

配藿香、佩兰，治夏季感受风寒所致的发热、恶寒、头痛、无汗等。

配藿香、陈皮，治伤暑泄泻。

配苍术、茯苓，治水肿，小便不利。

配苦杏仁、黄芩、黄连，治由香薷煎汤热服引起的呕吐。

配厚朴、白扁豆、甘草，治暑湿感冒。

配小蒜、厚朴、生姜，治霍乱腹痛吐痢。

配荷叶、白扁豆、佩兰、藿香，治水湿浮肿，小便不利（如急性肾炎水肿）。

（二）单味应用

单味 1 把，煮汁含服，治口臭。

（三）配方选例

1. 香薷汤

主治：饮食不节，饥饱失时，脾胃不和，脘痞，或感受风冷，憎寒壮热，遍体疼痛，胸膈满闷，霍乱吐泻，脾疼翻胃，中酒不醒，以及四时伤寒头痛。

方药：炒扁豆、茯神、厚朴（去粗皮，姜汁炒）各 30 g，香薷 60 g，炙甘草 15 g。

用法：研为细末，每服 6 g，沸汤点服。

2. 香薷丸

主治：伤暑伏热，烦渴瞀闷，头目昏眩，胸膈烦满，呕吐恶心，口苦舌干，肢体困倦，不思饮食，或发霍乱，吐痢转筋。

方药：香薷、紫苏（去粗梗）、木瓜各 30 g，丁香、茯神（去木）、檀香、藿香叶、炙甘草各 15 g。

用法：研为细末，炼蜜为丸，每 30 g 制 30 丸，每服 1 ~ 2 丸，小儿每服 0.5 丸，细嚼白开水送下，或新汲水化下。

3. 香薷散

主治：霍乱吐痢，腹痛、肢冷汗出，两脚转筋，疼痛不可忍者。

方药：香薷 45 g，黄连 60 g（上两味用生姜 120 g 同萃，炒令色紫），厚朴（去皮）60 g。

用法：研为粗末，每服 9 g，加酒 100 mL，水煎去滓，用新汲水频频浸换，令极冷服。

4. 十味香薷饮

主治：伤暑伏热，脾胃不和，头目昏眩。

方药：香薷 30 g，人参、陈皮（去白）、白茯苓、白术、干木瓜、白扁豆（炒，去壳）、黄芪、姜厚朴、炙甘草各 15 g。

用法：研为细末，每服 6 g，不拘时，热汤或冷水调下。

第二节　发散风热药

一、薄荷

薄荷为唇形科植物薄荷的全草或叶，多产于江苏、浙江、江西等地。其味辛，性凉，归肝、肺经，具有疏风热、清利头目、透疹之功。主治外感风热，鼻塞，头痛，咽喉肿痛，目赤，瘾疹不透。用法为内服，煎汤（不宜久煎），或入丸、散；外用捣汁或煎汁涂。

使用注意：阴虚血燥，肝阳偏亢，表虚汗多者忌服。

（一）配伍应用

配菊花，治肝火头痛，目赤肿痛。

配夏枯草，治肝火目赤肿痛，淋病，结核病。

配石膏，治外感风热，发热，头痛，无汗及温病初起而热盛。

配桔梗，治咽喉肿痛。

配皂荚，治瘰疬结成块，疼痛，穿溃，脓水不绝，不计远近。

配白僵蚕，治小儿惊痫，亦治瘾疹瘙痒。

配桑白皮，治肺热咳嗽。

配牛蒡子，治风热感冒，咽喉干痒，咳嗽，吐黄痰，亦治麻疹透发不畅及风疹瘙痒。

配钩藤，治风热感冒，或温病初起，发热恶寒，无汗，头痛，身痛等。

配蝉蜕，治风疹，皮肤瘙痒等。

配野油菜，捣烂作丸，塞鼻内，治鼻孔发红疼痛。

配侧柏炭，研碎和匀，开水冲服，治经常性鼻衄。

配桑叶、菊花，治风热上升，目红涩痛等。

配桔梗、甘草，治外感风热，头痛，眼红，咽喉肿痛等。

配蝉蜕、全蝎，治小儿惊风。

配蝉蜕、葛根，治麻疹。

配石膏、甘草，治夏季感冒，头昏，发热，口渴，小便短赤等。

配荆芥、防风，治感冒伤风；亦可煎汤，紧闭目，热沃之，治火眼赤烂。

配柴胡、白芍，治肝气郁滞引起的胸闷胁痛。

配蟾酥、甘油，混合调匀，涂患处，治外耳道红肿疼痛。

配金银花、连翘，治风热感冒。

配钩藤、蝉蜕、菊花，治小儿高热，急惊风等。

配紫苏叶、防风、羌活，治外感风寒，恶寒，无汗等。

配柴胡、芍药、当归，治肝气郁滞之证。

配升麻、葛根、蝉蜕，治麻疹初起，疹透不快。

配地骨皮、银柴胡、秦艽，治骨蒸痹热。

配白僵蚕、蝉蜕、全蝎，治小儿惊痫，且治瘾疹瘙痒。

配金银花、连翘、荆芥，治风热感冒，咽喉疼痛。

配菊花、牛蒡子、黄芩，治风热上犯头痛，目赤，咽痛等。

配葛根、升麻、牛蒡子、蝉蜕，治痘疹初期，隐隐不透，或麻疹将出之际外感风邪，郁闭不出等。

配菊花、蔓荆子、荆芥、金银花，治感冒，头痛鼻塞。

配荆芥、金银花、桑叶、菊花，治风热感冒，头晕头痛，咽喉肿痛等。

配荆芥、牛蒡子、金银花、连翘，治风热感冒，咽喉疼痛等。

配苍耳子、辛夷、白芷、葱白带须，水煎服，治急慢性鼻炎，流黄黏涕。

配桔梗、荆芥、牛蒡子、菊花，治风热上攻所致的头痛，目赤，或咽喉肿痛等。

配生甘草、桔梗、僵蚕、荆芥，治咽喉肿痛。

配连翘、牛蒡子、蝉蜕、荆芥，治麻疹初期，透发不畅。

配荆芥、防风、僵蚕、甘草、桔梗，水煎服，治慢性咽炎，咽部干痒不适。

（二）单味应用

单味鲜薄荷叶，捣烂，贴于患侧面部，治牙龈炎，牙齿疼痛。

单味为末，用白蜜调和，用鸡毛挑擦咽喉，吐出痰液即愈，治咽痛，乳蛾。

单味以生姜汁浸一宿，晒干为末，每用 3 g，沸汤泡洗，治睑弦赤烂。

（三）配方选例

1. 沃雪汤

主治：头目昏眩，精神不爽，咽干鼻塞。

方药：薄荷 90 g，甘草 42 g，天花粉 8 g，荆芥穗、白盐各 36 g，砂仁 3 g。

用法：研为末，每次 3 g，汤点服。

2. 川芎茶

主治：调散治偏头痛，以及头风鼻塞声重。

方药：薄荷 60 g，川芎、荆芥各 30 g，羌活、白芷、甘草各 15 g，防风、细辛各 7.5 g。

用法：研为末，每次 6 g，食后茶清调下，或锉取 2 g，作 1 服，入茶少许煎服亦佳。

3. 洗肝散

主治：风毒上攻，暴作赤目，肿痛难开，隐涩膜泪。

方药：薄荷叶、当归、防风、羌活、栀子、甘草、大黄、川芎各 60 g。

用法：研为末，每服 6 g，食后热水调下。

4. 凉解汤

主治：温病，表里俱觉发热，脉洪而兼浮者。

方药：薄荷叶 9 g，蝉蜕（去足土）6 g，石膏（捣细）30 g，甘草 4.5 g。

用法：水煎，得汗即愈。

二、牛蒡子

本品又名恶实。为菊科植物牛蒡的果实，多产于东北、河北、浙江等地。其味辛、苦，性寒，归肺、胃经，具有疏散风热、解毒透疹、利咽消肿之功。主治咽喉肿痛，咳嗽，吐痰不利，麻疹未透，风疹，痈肿。用法为内服，煎汤，或入散剂；外用煎汤含漱。

使用注意：便溏者慎用。

（一）配伍应用

配紫草，治麻疹透发不畅。

配连翘，治口舌生疮，牙龈肿痛，咽喉肿痛，痈肿疮疡，风热痒疹，斑疹。

配马蔺子，治喉痹。

配甘草，治风热客搏上焦，悬痈肿痛。

配浮萍，加薄荷少许，治皮肤风热，遍身瘾疹。

配旋覆花，治痰厥头痛。

配桔梗，治风热感冒，咽喉肿痛，咳嗽吐痰。

配西河柳，治麻疹透发不畅，瘾疹瘙痒。

配蝉蜕，治麻疹不透，风疹，皮肤瘙痒。

配白芷，治痈毒肿痛或脓成不溃者，若加桔梗、金银花可增强排脓解毒之效。

配苍耳子、菊花，治头痛连睛，双目昏涩不明。

配桔梗、薄荷，治感冒风热之咽喉肿痛，咳嗽吐痰。

配紫花地丁、野菊花，治热毒疮肿尚未溃者。

配紫草、西河柳，治麻疹透发不畅。

配薄荷、蝉蜕、连翘，治麻疹透发不畅。

配紫苏梗、荆芥、防风，水煎服，治风寒鼻塞。

配大黄、黄芩、山豆根，治火毒盛者。

配金银花、夏枯草、蒲公英，水煎服，治肝气郁结乳痈。

配蝉蜕、薄荷、葛根，治麻疹初起，透发不畅，风疹等。

配白芷、桔梗、金银花，治痈毒肿痛或脓成不溃者。

配荆芥、薄荷、桔梗、甘草，治风热所致的咽喉肿痛。

配黄芩、黄连、连翘、板蓝根，治痈肿疮肿，痄腮等。

配金银花、连翘、薄荷、甘草，治感冒风热，咽喉肿痛。

配荆芥、防风、蝉蜕、连翘，治颜面丹毒，流行性腮腺炎。

配桑叶、菊花、金银花、薄荷，治风热感冒及温病初起的咳嗽、喉痛、咽痒等。

配桔梗、桑叶、浙贝母、甘草，治外感风热，咳嗽，咳痰不爽，喉痛，音哑。

配荆芥、薄荷、桔梗、金银花、连翘，治风热咽喉肿痛。

配山豆根、玄参、桔梗、甘草、黄芩，治咽喉红肿疼痛。

配金银花、连翘、苦参、当归尾、赤芍，治疮疡肿毒。

（二）单味应用

单味研细末，用棉花蘸药搽于患处，治火热及风热牙痛。

单味研为末，调菜油，放红瓦上以漏斗熏之，治虫牙疼痛。

（三）配方选例

1. 牛蒡汤

主治：小儿伤风，发热烦躁，鼻塞气喘，咳嗽惊啼，以及诸疮赤紫，丹毒，咽喉肿痛。

方药：炒牛蒡子 90 g，大黄 45 g，防风、薄荷（去老梗）各 90 g，荆芥（去老梗）120 g，甘草 34.5 g。

用法：研为粗末，每服 6 g，水煎服。

2. 牛蒡子散

主治：风热成病节，手指赤肿麻木，肩、背、两膝肿痛。

方药：炒牛蒡子 90 g，炒豆豉、羌活各 30 g，生地黄 75 g，炙黄芪 45 g。

用法：研为细末，每服 6 g，空腹食前白开水送下，每日 3 次。

3. 牛蒡柑橘汤

主治：颐毒表邪已尽，耳项结肿，微热不红而疼痛者。

方药：牛蒡子、桔梗、陈皮、天花粉、黄连、川芎、赤芍、甘草、苏木各 3 g。

用法：水煎，食后服。

4. 栀子清肝汤

主治：少阳经虚，肝火风热上攻而致的鬓疽，痛连颈项、胸乳、太阳穴等处，或寒热晡甚，胸满口苦舌干。

方药：牛蒡子、柴胡、川芎、白芍、石膏、当归、栀子、牡丹皮各 3 g，黄芩、黄连、甘草各 1.5 g。

用法：水 500 mL，煎至八分，食后服。

三、桑叶

桑叶为桑科植物桑的叶，全国各地均有栽培，以江苏、浙江为多。其味苦、甘，性寒，归肺、肝经，具有疏风清热、清肝明目之功。主治咳嗽，头痛，目眩，咽喉肿痛，泪出眩晕，血热吐血。用法为内服，煎汤，或入丸、散；外用煎水洗或捣敷。

（一）配伍应用

配菊花，治风热咳嗽，目赤肿痛。

配黑芝麻，治肝肾阴虚火旺之头晕目眩，迎风流泪。

配紫苏子，治风热犯肺而致的咳逆上气，吐痰黏稠，气喘，口渴等。

配桔梗，治风热咳嗽，痰多咳吐不爽。

配石膏，治燥热伤肺之干咳无痰等。

配桑白皮，治风热蕴肺，咳嗽上气，头晕汗出，咳吐黄痰或白黏痰，目赤等。

配苦杏仁，治外感温燥，头痛身热，干咳无痰等。

配桑枝，治风湿痹痛，关节疼痛，或肝风上扰之头晕等。

配米醋，捣烂敷于患处，治蜈蚣咬伤局部灼痛、红肿。

配芒硝，煎汤温洗，治风眼下泪。

配竹茹，治风热咳嗽，痰稠咳吐不畅，痰热泛恶。

配麝香，治吐血。

配大血藤叶，捣烂敷于患处，治热毒壅瘀所致的目赤痛。

配黑芝麻、白蜜，治肝肾阴虚，头目眩晕等。

配石决明、牡蛎，治肝阳上亢的头晕目眩。

配羚羊角、钩藤，治肝风内动之抽搐、痉挛。

配夏枯草、木贼，治肝火上炎之目赤肿痛。

配菊花、连翘，治外感风寒引起的较轻的发热，咳嗽，目赤。

配地骨皮、生甘草，治肺热咳嗽。

配菊花、薄荷，治感冒风热，头痛咳嗽。

配菊花、决明子，治目赤肿痛。

配黑胡麻子、白蜜，治肝阴不足，眼目昏花，咳久不愈，肌肤甲错，麻痹不仁。

配菊花、绿茶，沸水冲泡，代茶饮，治肝经风热，耳闭失聪。

配薄荷、荆芥，治风热表证。

配桑枝、茺蔚子，煎汤泡脚，治高血压。

配柳叶、侧柏叶，水煎洗眼，治急性结膜炎。

配菊花、薄荷、连翘，治外感风热，发热，头痛，咳嗽等。

配黑芝麻、牡丹皮、栀子，研细末，制蜜丸，治头晕，耳鸣。

配苦杏仁、沙参、浙贝母，治燥热伤肺，咳嗽咽干等。

配枇杷叶、麦冬、沙参，治肺热和风热咳嗽，尤其适用于燥咳，干咳。

配黑芝麻、牡丹皮、丹参，治偏头痛。

配菊花、决明子、车前子，治肝经风热或实火所致的目赤涩痛、多泪等。

配菊花、枸杞子、决明子，治头目眩晕。

配桔梗、苦杏仁、沙参，治咳嗽。

配苦杏仁、贝母、麦冬、石膏，治燥热伤肺，咳嗽痰少，鼻咽干燥等。

配菊花、薄荷、连翘、桔梗，治外感风热之发热，头痛，咽喉肿痛，咳嗽等。

配苦杏仁、石膏、麦冬、阿胶，治燥邪伤肺，干咳无痰等。

配大腹皮、茯苓皮、陈皮、生姜皮，治水肿尿少。

（二）单味应用

单味煎汤，熏洗眼睛，治风热上扰，目赤涩痛，畏光流泪等。

单味经霜不落者，研末，清茶调服，治酒渣鼻。

单味腊月不落者，煎汤，日日温洗，治风眼下泪。亦可在汤中入芒硝。

（三）配方选例

1. 桑菊饮

主治：风温初起，咳嗽，身热不甚，口微渴，舌苔薄白，脉浮数。

方药：桑叶 7.5 g，菊花 3 g，苦杏仁、桔梗、芦根各 6 g，连翘 4.5 g，薄荷、甘草各 2.4 g。

用法：水煎。每日 2 服。气粗而喘，燥在气分者，加石膏、知母；舌绛暮热，邪初入营者，加玄参；在血分者，去薄荷、芦根，加麦冬、生地黄、玉竹、牡丹皮；肺热甚者，加黄芩；渴者，加天花粉。

2. 桑丹泻白汤

主治：肝火烁肺，咳则胁痛，不能转侧，甚则咯血，或痰中夹有血丝血珠者。

方药：桑叶、川贝母、粳米各 9 g，桑白皮 12 g，竹茹 6 g，炙甘草 1.8 g，地骨皮 15 g，金橘脯、蜜枣各 1 枚。

用法：水煎服。

3. 清燥救肺汤

主治：燥热伤肺，气促，干咳无痰或少痰，咽喉口鼻干燥，舌干苔少。

方药：桑叶 9 g，石膏 15 ~ 30 g，人参 3 g，甘草 3 g，火麻仁 9 g，阿胶 6 ~ 9 g，麦冬、苦杏仁、蜜枇杷叶各 9 g。

用法：水煎，每日 2 服。

四、菊花

菊花为菊科植物菊的头状花序，多产于安徽、浙江、河南等地。其味甘、苦，性微寒，归肝、肺经，具有疏风清热、平肝、明目之功。主治上焦风热，头痛，目赤，多泪，疔疮肿毒。用法为内服，煎汤，泡茶饮或入丸、散。

（一）配伍应用

配川芎，治外感风热或肝阳上亢的头痛。若加薄荷增强疏风散热止痛之力，疗效更佳。

配枸杞子，治肝肾不足之头昏眼花。

配天麻，又常与白僵蚕、石决明同用，治肝阳上扰之头痛、眩晕及小儿肝风内动的惊痫抽搐等。

配金银花，治各种疮痈肿毒，若加连翘、紫花地丁，清热解毒之力更强。

配蛤粉，治痰热咳喘，咯血，痰核，胃痛，泛酸。

配僵蚕，治风热上壅头面，风热郁表，风疹瘙痒等。

配蝉蜕，治病后眼目生翳。

配蜀椒，治眼目昏暗等。

配石决明，治肝阳上亢之头痛，眩晕，两眼昏花。

配桑叶，治外感风热，温病初起之发热，头痛等。

配薄荷，治头晕目眩，视物不清，头痛。

配钩藤，治肝风上扰或风热所致之头晕，头胀痛。

配桑叶、夏枯草，治肝经风热或肝火上攻所致的目赤肿痛。

配夏枯草、钩藤，治肝阳上亢所致的头痛。

配白蒺藜、木贼，治风热眼痛。

配桑叶、薄荷，治外感风热，发热头痛。

配蝉蜕、决明子，治目赤肿痛。

配金银花、甘草，治痈疽疮疡，红肿热痛及疮痈肿毒等。

配黄芩、栀子，治热甚烦躁。

配枸杞子、熟地黄，治肝肾阴虚之目暗不明。

配石膏、川芎，治风热头痛。

配白蒺藜、防风，治风热眼痛。

配川芎、青皮，水煎服，治眼睑脓肿，红肿疼痛。

配桑叶、金银花，治高血压，头晕明显者。

配桑叶、绿茶，沸水冲泡，代茶饮，治肝经风热，耳闭失聪。

配金银花、山楂，治动脉硬化，高脂血症者。

配槐花、绿茶，以沸水冲泡，代茶饮，治高血压。

配地黄、山茱萸、枸杞子，治肝阴不足，眼目昏花。

配白芍、钩藤、珍珠母，治肝阳上亢所致的头痛，头胀，头晕，目眩。

配天麻、决明子、僵蚕，治肝火头痛。

配紫花地丁、金银花、连翘，治疔疮红肿痛。

配桑叶、连翘、白蒺藜，治风热头痛，目赤。

配白芍、石决明、钩藤，治肝阳上亢之头昏目眩。

配刺蒺藜、木贼、蝉蜕，治眼红肿痛（结膜炎）。

配巴戟、肉苁蓉、枸杞子，治肝肾不足，眼目昏暗。

配桑叶、连翘、薄荷，治风热感冒头痛。

配桑叶、青蒿、金银花、黄芩，治身热，无汗，不恶寒。

配僵蚕、夏枯草、钩藤、珍珠母，治肝热头痛头晕，烦躁不寐。

配金银花、连翘、蒲公英、紫花地丁，治疔毒。

配桑叶、苦杏仁、薄荷、芦根，治风热感冒。

配白蒺藜、木贼、蝉蜕、茶叶，治风热上升，目赤涩痛，或见风下泪等。

配石决明、生地黄、白芍、龙胆草，治肝阳上亢引起的头晕，头痛，目赤，耳聋等。

（二）单味应用

单味白菊花瓣，捣烂敷于患处，治唇部疔肿。

单味菊花叶，捣烂取汁，若病重时，用菊花根捣烂取汁，治唇疔初起，肿痛未溃。

单味鲜品，煎汤漱口，可连用若干日，预防乳蛾及其他喉证。

（三）配方选例

1. 菊花散

主治：头面游风。

方药：菊花30 g，细辛、附子、桂心、干姜、巴戟天、人参、石楠叶、天雄、茯苓、秦艽、山茱萸、防己、防风、白术各90 g，蜀椒15 g。

用法：治下筛，酒服10 g，每日3次。

2. 菊花茶调散

主治：头风鼻塞，或偏正头痛。

方药：菊花、川芎、荆芥穗、羌活、白芷、甘草各30 g，防风23 g，细辛15 g，蝉蜕、薄荷、白僵蚕各7.5 g。

用法：研为细末，每次服6 g，食后茶清调下。

3. 菊花决明散

主治：目疾日久，白睛微变青色，黑睛微白，黑白之间赤环如带，视物不明昏如雾露中，睛白高低不平，其色不泽，口干舌苦。

方药：菊花、决明子、石决明、木贼、防风、羌活、蔓荆子、炙甘草、川芎、石膏（另研细）、黄芩各15 g。

用法：研为细末，每次服6 g，水煎，食后连末服。

4. 菊花通圣散

主治：风热暴肿，两睑溃烂或生风粟。

方药：菊花45 g，滑石90 g，石膏、黄芩、甘草、桔梗、黄连、羌活各30 g，防风、川芎、当归、赤芍、大黄、薄荷、连翘、麻黄、白蒺藜、芒硝各15 g，荆芥、白术、栀子各7.5 g。

用法：研为粗末，每次服9 g，加生姜3片，水煎，食后服。

第四章　清热药

第一节　清热泻火药

一、石膏

石膏为硫酸盐类矿物硬石膏族石膏，多产于湖北、安徽、山东等地。其味甘、辛，性大寒，归肺、胃经。石膏具有清热泻火、除烦止渴等功效；煅石膏具有收湿、敛疮、生肌等功效。石膏主治急性热病高热、大汗、口渴、烦躁、神昏谵语，发斑发疹，中暑自汗，肺热咳嗽，胃热头痛、牙痛、龈肿，口舌生疮，暴发火眼；煅石膏主治湿疹，烫伤，创伤，溃疡久不收敛。用法为内服，煎汤，或入丸、散；外用研末撒或调敷。

使用注意：胃无实热者慎用。

（一）配伍应用

配知母，治温病气分实热炽盛，烦渴引饮，高热，多汗。

配熟地黄，治阴虚火旺的头痛，牙痛，口渴等。

配生地黄，治热病伤津而邪热炽盛诸症。

配栀子，治口疮，口臭。

配牛膝，治胃火牙痛。

配水牛角，治湿热疫毒，壮热神昏，吐血，斑疹等。

配桂枝，治热痹，骨节红肿热痛。

配细辛，治胃火上冲，龈肿牙痛。

配青黛，治小儿身热。

配竹叶，治热病后期、余热未尽而见的热势不甚，心烦不眠，舌干少苔等。

配升麻，治胃火亢盛，循经上炎所致的颠顶头痛，齿痛，颊肿等。

配半夏，治呕恶反胃，脘腹痞闷，咳痰喘息，胸闷不适等。

配麻黄，治风寒束表，肺热喘逆。

配生蒲黄，研末，漱口，治热、瘀所致的牙龈出血。

配甘草，治肺热喘嗽久不愈者。

配煅牡蛎，研末，用鸡蛋清调成糊状，外敷于患侧，治小儿鞘膜积液。

配赭石，治呕吐呃逆，牙龈肿痛，口气臭秽，口渴心烦。

配枯矾，共研末，用生桐油调成糊状，根据患处面积大小，敷盖于患处，治湿毒疥疮。

配人参，治气虚胃热，消渴。

配竹茹，研末后开水泡服，治鼻血，壮热。

配白茅根，治心烦口渴、小便短赤等属热邪未尽、阴伤津亏之证。

配大黄、儿茶，研细末，用香油调成糊状外敷，治皮肤水烫伤。

配知母、甘草，治肺胃热盛，壮热不解，烦渴，脉洪大。

配竹叶、麦冬，治热病后期，余热未尽，心胸烦闷，口干喜饮，舌红少苔，脉虚数。

配熟地黄、知母，治胃火牙痛，口腔炎等。

配麻黄、苦杏仁，治肺热咳喘。

配水牛角、生地黄，治气血两燔。

配黄连、甘草，治气分实热。

配川芎、白芷，治阳明头痛。

配水牛角、牡丹皮、玄参，治邪渐深入，气血两燔，高热，发斑者。

配麻黄、甘草、苦杏仁，治肺热咳喘。

配知母、粳米、甘草，治热病高热，烦渴，脉洪大。

配竹茹、白薇、甘草，治产妇自觉有热，性情焦躁，恶心，呕吐，无乳或少乳。

配黄柏、升丹、青黛，研末外用，治湿疹，水火烫伤，疮疡溃后不敛及创伤久不收口等。

配生地黄、知母、牛膝，治胃火上炎所致的头痛、牙龈肿痛、齿痛等。

配羊胫炭、升麻、地骨皮，研末，擦牙齿，治牙齿疼痛。

配牛膝、赤芍、甘草，治高血压，表里俱实，头痛，便秘，心烦。

配熟地黄、怀牛膝、麦冬、知母，治胃热口臭，牙龈肿痛。

配防风、荆芥、细辛、白芷，共为细末，涂于患牙处或置于鼻内，治胃火牙痛，头痛。

煅石膏配黄柏，外用治烫火伤，湿疹等。

煅石膏配寒水石，研末外用，治金疮，烧伤或烫伤，湿疹等。

煅石膏配乳香，共研细末，拌匀，封闭患处，治外伤出血。

煅石膏配煅炉甘石、煅赤石脂，研细粉外擦，治水痘化脓溃烂。

（二）单味应用

单味石膏研粉外敷于创面，治火油烫伤。

单味煅石膏粉外敷，治湿疹。

（三）配方选例

1. 石膏汤

主治：风毒。

方药：鸡子大石膏 3 枚，麻黄 10 g，苦杏仁 40 枚，鸡子 2 枚。

用法：以水 3 L，破鸡子入水中，烊令相得，内药煮，取 1 L 服之。覆取汗，汗不出，烧石熨取汗出。

2. 三黄石膏汤

主治：伤寒表证未解，里热已炽，壮热无汗，身体拘急，面赤目赤，鼻干口渴，烦躁不眠，神昏谵语，鼻衄，脉滑数，或发斑者。

方药：石膏、黄连、黄柏、黄芩各 60 g，香豉 10 g，栀子（擘）10 枚，麻黄（去节）10 g。

用法：上 7 味，以水 10 L，煮取 3 L，1 日并服，出汗。

3. 白虎汤

主治：阳明热壅，面肿热，时毒发颐。

方药：石膏（碎）32 g，知母 18 g，甘草 6 g，糯米 10 g。

用法：上 4 味，以水 10 L 煮米熟，去滓，温服 1 L，每日 3 服。

4. 加味玉女煎

主治：高血压，属于阴虚肝阳上亢者。

方药：石膏 30 g，生熟地黄各 15 g，怀牛膝 9 g，石决明 15 g，麦冬 12 g，磁石、白芍、牡蛎各 15 g。

用法：水煎，每日 1 剂，日服 2 次。

二、寒水石

寒水石为天然产的方解石与红石膏，前者多用于南方，后者多用于北方。方解石产于河南、安徽、江苏、浙江、江西、广东、湖北等地。红石膏产于辽宁、吉林、内蒙古、甘肃、河北、山西、山东等地。其味辛、咸，性大寒，归胃、肾经，具有清热泻火之功。主治热病壮热烦渴，丹毒，烫伤。用法为内服，煎汤，或入丸、散；外用研末调敷。

使用注意：脾胃虚寒者忌服。

（一）配伍应用

配青黛，治小儿热性病，常用于小儿高热。

配猪胆汁，水调外涂，治小儿丹毒，皮肤热赤。

配人中白，加少许冰片，共研为细末，吹患处，治咽喉痛，起双乳蛾，生白色瘢痕，或满口白如棉形。

煅寒水石配炉甘石，研细末，擦牙，治牙齿松动。

配黄连、甘草，治伤寒发狂，弃衣而走，逾墙上屋。

配石膏、青黛，治温病高热，烦渴，咽喉肿痛，口舌生疮等。

配黄连、大豆汁，煎汁冷服，治巴豆中毒。

配滑石、冬葵子，治不得小便。

配石膏、滑石、甘草，治脏腑积热，天行时气疫热，以致烦满消渴。

配石膏、苦杏仁、竹茹、金银花，治暑、温邪在气分，身热烦躁，口渴，苔黄等。

（二）单味应用

单味外用，治风热火眼，烧伤或烫伤等。

单味研末，敷于伤处，治马咬及踏伤。

（三）配方选例

1. 龙脑甘露丸

主治：风热心躁，口干狂言，浑身壮热及中诸毒。

方药：寒水石 250 g，甘草末、天竺黄各 60 g，龙脑 0.6 g。

用法：寒水石烧半日，净地坑内，盆合，四面湿土壅起，经宿取出，入甘草末、天竺黄、龙脑，制成糯米膏丸，弹子大，蜜水磨下。

2. 青解毒丸

主治：五脏积热，毒气上攻，头面发热，咽喉肿痛，唇口干燥，两颊生疮，精神恍惚，心松闷乱，暑毒，面赤身热，小儿惊风潮热，颊赤烦渴等。

方药：寒水石、石膏各 500 g，青黛 250 g。

用法：研如粉，入青黛和匀，蒸饼 7 个，水调，丸如鸡头大。每服 1 丸。食后新汲水化下，或细嚼生姜水下。

3. 治丹毒方

主治：大赤肿，身壮热，百治不折。

方药：寒水石 16 g，石膏 13 g，蓝青（冬用干者）12 g，水牛角、柴胡、苦杏仁各 8 g，知母 10 g，甘草 5 g，芍药 7 g，栀子 11 g，黄芩 7 g，竹沥 10 mL，生葛汁（澄清）4 mL，蜂蜜 2 mL。

用法：以水 5 L 并竹沥，煮取 3 L，去滓，内苦杏仁、生葛汁、蜂蜜，微火煎，取 2 L。1～2 岁小儿服 2 合，大者量加之。

三、知母

知母为百合科植物知母的根茎，多产于河北、山西等地。其味苦，性寒，归肺、胃、肾经，具有清热泻火、滋阴润燥之功。主治烦热消渴，劳热骨蒸，心烦，咳嗽，咯血，干咳无痰或痰少而稠。用法为内服，煎汤，或入丸、散。

使用注意：脾胃虚寒，大便溏泄者忌服。

（一）配伍应用

配浙贝母，治肺热咳嗽，气逆等；配川贝母，治肺虚久咳，痰少咽燥及妊娠阴虚咳嗽等。

配石膏，治肺热咳嗽。

配黄柏，治阴虚潮热，骨蒸盗汗，头晕目眩等。

配黄连，治胃火炽盛所致的消谷善饥，口渴，大便秘结，舌苔黄燥及津伤阴亏等。

配麦冬，治肺热伤津，燥咳痰少或无痰。

配黄芩，治发热咳喘、痰黄而黏、咽喉疼痛等属肺热实证。

配酸枣仁，治阴血不足、虚阳浮动的虚烦不眠。

配天花粉，治热病伤津之口渴，消渴。

配草果，治表里不和，乍寒乍热，瘟疫或疟疾，苔垢腻。

配肉桂，治下焦湿热蕴结，膀胱气化功能失调所致的小便不通，午后发热等。

配当归，水煎服，外用黑栀子研末吹鼻中，治衄血不止。

配天花粉、麦冬，治消渴，口渴多饮，尿多等。

配石膏、竹叶，治高热，烦渴的气分实热证。

配鳖甲、地骨皮，治骨蒸，盗汗及妇女产后虚热。

配山药、五味子，治阴虚消渴之口渴，多饮，尿多。

配玄参、生地黄（或加露蜂房、甘草），治口腔炎，口腔溃疡，咽喉炎，属阴虚火旺。

配黄柏、地黄，治阴虚发热，盗汗，亦可用于消渴。

配地骨皮、青蒿、百部，治日晡低热，干咳，喉干。

配百合、牡蛎，治肺热咳嗽，汗多。

配石膏、生甘草、大米，治传染病高热，多汗，口渴。

配熟地黄、龟甲、猪脊髓，治阴虚火旺的骨蒸潮热，盗汗，足膝热痛，无力或咯血，舌红脉数者。

（二）单味应用

单味加醋磨汁，搽于患处，治紫斑和过敏性皮疹。

（三）配方选例

1.八味知母汤

主治：伤寒数日不解，心躁烦乱，小腹胀急，闷痛。

方药：知母、芍药、麦冬、柴胡、泽泻各10 g，石膏45 g，黄芩、甘草15 g，竹叶3～7片。

用法：水煎，每日1剂，分2次服。

2. 延年知母鳖甲汤

主治：温疟，壮热不能食。

方药：知母、鳖甲、地骨皮各 10 g，常山 6 g，竹叶 6 g，石膏 32 g。

用法：水煎，疟疾发作前服用。

3. 二母散

主治：产后恶露上攻，流入肺经，咳嗽，如伤风痰喘。

方药：知母、贝母、茯苓、人参各 15 g，桃仁、苦杏仁各 0.3 g。

用法：水煎，每日 1 剂，日服 2 次，如觉腹痛，并服之。

4. 加味知柏地黄汤

主治：慢性肾炎，肾盂肾炎，属阴证夹有下焦湿热。

方药：知母、黄柏各 9 g，生地黄 15 g，山茱萸、山药各 9 g，牡丹皮 6 g，茯苓、泽泻、滑石各 15 g，生甘草 6 g。

用法：水煎，每日 1 剂，日服 2 次。

四、栀子

栀子为茜草科植物栀子的果实，多产于江苏、浙江、安徽、江西、广东、广西、云南、贵州等地。其味苦，性寒，归心、肺、胃、三焦经，具有泻火除烦、清热利湿、凉血解毒之功。主治热病心烦，目赤肿痛，黄疸，淋病，血淋，消渴，吐血，衄血，血痢下血。用法为内服，煎汤；外用适量。

使用注意：脾虚便溏者忌服。

（一）配伍应用

配淡豆豉，治外感风热，温病初起。

配知母，治热盛虚烦不眠，口渴，舌赤。

配白茅根，治热痢，吐血，鼻衄，尿血。

配生姜汁，治胃脘疼痛属热者。

配姜黄，治肝胆热毒壅滞，血瘀气结所致的发热口苦，胁下疼痛及胆囊炎，胆石症，肝炎等肝胆疾病。

配黄柏，治阳黄之发热明显，身目俱黄，黄色鲜明如橘，并见烦渴喜饮，小便短赤，舌红苔黄者。

配大黄，治阳明热盛，大便秘结，或积滞泻痢；火热亢盛迫血上溢所致的吐血、衄血；邪热瘀血互结所致的黄疸。

配干姜，治误下伤中，脾虚生寒，又有郁热不除，而见心烦腹满，便溏等；阳明痞结，咽膈噎塞，状若梅核，妨碍饮食，久而不愈即成反胃之。

配高良姜，治下利后腹中虚痛不可忍者；脘腹疼痛，胃中嘈杂似饥，欲吐不吐，中焦脾胃寒热错杂。

配茵陈蒿，治湿热黄疸。

配蒲黄炭，研细末，吹入鼻内，治鼻衄不止。

配熊胆，治急性传染性肝炎。

配甘草煅炭，研细末，吹鼻，治鼻衄。

配甘草梢，治肾盂肾炎，尿道炎之小便不利。

配侧柏叶，治吐血，衄血，或因热引起的出血疾病。

配白芷，炒黑研细末，吹鼻中，治鼻衄不止。

配滑石，治膀胱湿热，小便涩痛的热淋。

配凌霄花，研为末，清茶调服6g，治酒渣鼻。

配牡丹皮，治肝郁血虚所致的潮热骨蒸，自汗，盗汗。

配茵陈、大黄，治黄疸，发热，尿色黄者。

配生地黄、木通，治淋证（如急性泌尿系统感染）。

配菊花、甘草，治红眼病（流行性角膜结膜炎）。

配桃仁、芒硝，研为细粉，用鸡蛋清调敷于胁下，治肝脾肿大。

配大葱、食盐，共捣为泥，敷于脐上，治尿闭。

配大蒜、盐花少许，共捣为泥，抹在纱布上并将其敷于肚脐，治尿潴留。

配侧柏叶、蜂蜜，治衄血。

配藕节、生地黄，开水炖，饭后服用，治鼻血不止。

配煅硼砂、朱砂、青黛，研为细末，吹喉，治喉中生疮，肿痛及喉痒。

配桑叶、黑芝麻、牡丹皮，研为末，制蜜丸，治头晕，耳鸣。

配白茅根、生地黄、黄芩，治血热妄行，吐血，衄血，尿血等。

配当归、川芎、乳香，研为末，撒入纱布间缝制成鞋垫，治血瘀型跟骨骨刺。

配黄芩、白茅根、侧柏叶，治血热之吐血衄血，便血尿血。

配茵陈、黄柏、大黄，治黄疸，发热，大便干燥。

配黄连、连翘、黄芩，治火毒炽盛，高热烦躁，神昏谵语者。

配黄连、黄芩、黄柏，治壮热烦躁，神昏谵语者。

配菊花、黄芩、甘草，治肝热目赤肿痛，口苦口干，心中烦热等。

配侧柏叶、生地黄、白茅根，治血热妄行之吐血，衄血，尿血等。

配黄柏、生地黄、连翘，治烧伤感染，有发热、烦渴、烦躁等热毒症状者。

配冬葵子、白茅根、甘草，治小便不利，尿血涩痛，心胸烦热。

配淡竹叶根、白茅根、桑白皮，治黄疸型急性传染性肝炎。

配木通、萹蓄、车前子、滑石，治热淋属下焦湿热者。

配墨旱莲、刘寄奴、白及，共研为细末敷患处，治外伤出血。

（二）单味应用

单味鲜品，煎浓汁分服，治火热上炎所致之鼻出血。

单味炒黑，研末，开水送服，可加冰糖合服；或用栀子根煎汤；或用栀子花泡服；或用栀子炭嗅鼻，治鼻出血，唇赤，头胀晕。

治气分病用生山栀，血分病用焦山栀，姜制可和胃止呕，炒炭可止血。山栀皮偏于达表去肌热，山栀仁偏于去内热。

（三）配方选例

1. 冬瓜子散

主治：酒渣鼻，如麻豆，疼痛，黄水出。

方药：栀子仁 60 g，冬瓜子仁、柏子仁、白茯苓、微炒冬葵子、麸炒枳实各 30 g。

用法：研为细末，每服 6 g，食后米饮调下。

2. 通肝散

主治：冰翳内障。

方药：栀子、炒蒺藜、枳壳、荆芥各 12 g，车前子、炒牛蒡子各 60 g，甘草 12 g。

用法：研为末，每服 6 g，食后用苦竹叶汤调下。

3. 栀子厚朴汤

主治：伤寒下后，心烦腹满，卧起不安者。

方药：栀子（擘）14 个，炙厚朴（去皮）12 g，炙枳实（水浸）4 枚。

用法：上 3 味，以水 3.5 L，煮取 1.5 L，去滓。分 2 服，温进 1 服（得吐者，止后服）。

4. 栀子乌梅汤

主治：伤寒瘥后不得眠。

方药：栀子、黄芩各 6 g，柴胡 9 g，甘草 3 g，乌梅（去核）3 枚。

用法：水 500 mL，生姜 3 片，竹叶 14 片，豆豉 30 粒，煎至 250 mL，不拘时服。

5. 栀子柏皮汤

主治：伤寒身热发黄。

方药：栀子 15 枚，炙甘草 30 g，炒黄柏 60 g。

用法：水煎服。

第二节　清热凉血药

一、水牛角

本品为牛科动物水牛的双角，多产于华南、华东地区。其味苦、咸，性寒，具有清热、凉血、解毒之功。主治热病头痛，高热昏迷，小儿惊风，斑疹，吐血，衄血，血淋，喉痹咽肿及原发性血小板减少性紫癜。用法为内服，煎汤，锉碎先煎，或研末服。

（一）单味应用

单味切片，3 岁及 3 岁以下每日服 30 g，3 岁以上每日服 60 g，治高热惊厥。

（二）配方选例

1. 牛角散

主治：塞足。皮肉顽硬，渐生肿痛，肿高突起，支脚难行，久则破裂，流脓。

方药：牛角尖（烧灰）、水龙骨、松香、轻粉各等份。

用法：共研为末。牛骨髓调搽，虚弱者兼服十全大补汤。

2. 复方水牛角片

主治：慢性乙型肝炎。症见肝区疼痛，食少腹胀，神疲乏力，面色无华，舌红有瘀点，苔黄，脉弦。

方药：水牛角粉 50 g，柴胡、茯苓、丹参、甘草、黄芪各 15 g。

用法：上药共烘干碾成细粉，制成片剂，每片 0.5 g，含生药 0.45 g，每次 10 片，日服 3 次，30 天为 1 个疗程，连服 6 个疗程。

二、生地黄

生地黄为玄参科植物地黄的根茎，多产于河南、浙江、江苏、安徽、山东、河北、辽宁、山西、陕西、内蒙古等地。河南栽培者称怀庆地黄；本植物的新鲜根茎称鲜地黄；蒸熟的根茎称熟地黄。生地黄味甘、苦，性寒，归心、肝、肾经，具有清热凉血、养阴生津之功。主治温病发热，低热不退，咽痛，口干，便燥，口渴多饮，身热，心烦躁扰，吐血，衄血，尿血，大便下血，崩漏下血。用法为内服，煎汤，熬膏或入丸、散；外用捣敷。

使用注意：脾虚泄泻，胃虚食少，胸膈多痰者慎用。

（一）配伍应用

配白芍，治营血炽盛，发斑，吐血，舌绛唇焦。

配小蓟，治热迫血行之尿血。

配白茅根，治热邪入营，身热不退，舌绛，或发斑疹，血热妄行之吐血。

配淡附片，治邪伏少阴，阴阳两虚，不能鼓邪外出，腰酸耳聋，发热夜甚，神情不爽，便溏等。

配熟地黄，治血虚有热，肾阴亏虚，骨蒸潮热，低热不退，头晕失眠，经少或崩漏。

配新鲜瘦猪肉，加水同煮或蒸，待熟，将瘦猪肉、药、汤顿服（或分几次服），治疮疖。

配生天南星，共研成膏，贴两侧太阳穴，治眼睑疖肿。

配麦冬，水煎服，治鼻流血不止。

配炒栀子，水煎服，治鼻出血不止。

配桂枝，治阴血亏虚，兼有阴气不足者。

配牛膝，治肾虚阴亏，虚热上炎所致的口渴饮冷而渴不解，小便频多之消渴；阴虚内热，灼伤血络所致的吐血、衄血、牙齿出血等上部出血者。

配大黄，治心胃火炽，气火升腾，挟血上逆之吐血，衄血，便秘等。

配玄参，治狂乱谵语，斑疹显露或吐泻；热病后伤津口渴心烦，便秘，咽喉浮肿，口干。

配川木通，治口舌生疮，小便短赤刺痛，尿血等。

配夏枯草，治血热所致的疮疖。

配沙蒺藜，治肝肾两虚，头晕目花，腰脊疼痛。

配玄参，治热结阴亏，燥屎不行，热入营血，身热发斑，舌红，吐血。

配栀子、藕节，开水炖，饭后服用，治鼻血流出不止。

配玄参、水牛角，治温热病，热入营血，身热口干，时有谵语，舌红或绛等。

配玄参、麦冬，治热甚阴伤，津亏便秘。

配侧柏叶、茜草，治血热妄行之吐血，尿血，便血，崩漏等。

配水牛角、牡丹皮，治血热毒盛，斑疹紫黑。

配天冬、枸杞子，治消渴。

配白茅根、芦根，治吐血，衄血。

配玄参、新鲜瘦猪肉，煮至肉熟，食肉，以汤洗疖，治面部疖肿。

配木通、车前子，治尿血。

配黄芪、牡蛎，水煎服，治小儿汗证。

配槐角、地榆，治痔疮出血。

配蒲公英、冰片，前2味水煎去滓，入冰片收膏，外敷，治急性腰、胸挫伤；软组织损伤，肿痛，有瘀血者。

配鳖甲、地骨皮、知母，治阴虚内热之证。

配天花粉、天南星、蒲公英，焙干研细末，用醋或液状石蜡油调膏，敷贴局部治眼睑疖肿。

配甘草、薄荷、山豆根，治慢性咽炎。

配地骨皮、熟地黄、枸杞子，治鼻出血久不愈。

配沙蒺藜、白鲜皮、防风，治荨麻疹，湿疹，皮癣等。

配生荷叶、生柏叶、生艾叶，水煎服，治热致龈肿及出血。

配沙参、麦冬、玉竹，治热病伤津，舌红口干。

配青蒿、鳖甲、知母，治热病后期，夜热早凉，或慢性病阴虚发热。

配天冬、枸杞子、山药、山茱萸，治消渴。

鲜地黄配石斛，治热性病伤津化火生风，身热不退，斑疹透露，口干舌燥，烦渴欲饮，纳呆，舌红少津无苔。

鲜地黄配生姜，治血虚冒风，引起伏邪，寒热无汗或有汗不解，咳促有痰，舌质干绛，苔色灰浊，脉弦数等。

鲜地黄配薄荷，治热郁血络，身热喘促，左偏头痛，烦躁。

（二）单味应用

单味每日 90 g，加水 600 ~ 800 mL，煮沸 1 小时，滤液 300 mL，分 1 ~ 2 次服完，治风湿性、类风湿性关节炎。

单味麻油浸，研细，吹耳，治耳疾肿痛。

单味鲜品捣烂取汁，与等量醋调搽患处，治眼睑疔肿，红痛较甚者。

（三）配方选例

1. 生地黄汤

主治：小便出血等。

方药：生地黄 25 g，侧柏叶 1 把，黄芩、阿胶、甘草各 6 g。

用法：上 5 味，水煎生地黄、侧柏叶、黄芩、甘草，去滓，溶入阿胶。分 2 次，温服。

2. 加减一阴煎

主治：火之甚者。

方药：生地黄、芍药、麦冬各 6 g，熟地黄 9 ~ 15 g，知母、地骨皮各 3 g，炙甘草 1.5 ~ 2.1 g。

用法：水 500 mL 煎服。躁烦热甚便结者，加石膏 6 ~ 9 g；小水热涩者，加栀子 3 ~ 6 g；火浮于上者，加泽泻 3 ~ 6 g，或黄芩 3 g；血燥血少者，加当归 3 ~ 6 g。

3. 通血丸

主治：肝郁气闭致血灌瞳神。

方药：生地黄、赤芍、甘草各 15 g，川芎、防风、荆芥、当归各 30 g。

用法：研为末，炼为蜜丸，如弹子大，食后就荆芥薄荷汤嚼下。

4. 加减地黄丸

主治：目为物伤者。

方药：生地黄、熟地黄各 250 g，牛膝、当归各 90 g，枳壳 60 g，苦杏仁、羌活、防风各 30 g。

用法：研为细末，炼蜜为丸，如桐子大，每服 30 丸，食前就温酒送下，淡盐汤亦可。

5. 导赤清心汤

主治：治尿血，属阴虚，舌红，脉数者。

方药：生地黄 15 g，茯神 9 g，通草 6 g，益元散 9 g，牡丹皮 6 g，灯心草 3 g，莲子心 6 g，麦冬 9 g，淡竹叶 6 g，玄参、南沙参各 9 g。

用法：水煎，每日 1 剂，日服 2 次。

6. 百合固金汤

主治：肺肾阴虚，咳痰带血，咽喉燥痛，手足心热，骨蒸盗汗，舌红少苔，脉细数。

方药：生地黄6 g，熟地黄9 g，麦冬4.5 g，百合、白芍（炒）、当归、贝母、生甘草各3 g，玄参、桔梗各2.4 g。

用法：水煎服。

三、玄参

玄参为玄参科植物玄参的根。浙玄参主产于浙江、四川、湖北；北玄参主产于东北、华北地区。其味甘、苦、咸，性寒，归肺、胃、肾经，具有清热养阴、解毒散结之功。主治口渴烦热，夜寐不安，神昏，咳嗽痰少，咯血，潮热，疮疡，痰核，瘿瘤。用法为内服，煎汤，或入丸、散。

使用注意：反藜芦。

（一）配伍应用

配麦冬，治阴虚消渴，咳嗽痰少且黏，咽痛，口干口渴，舌红少苔或花剥。

配牡蛎，治痰火郁结瘰疬、瘿瘤、痰核。

配牛蒡子，治外感风热所致的咽喉肿痛，急性扁桃体炎及喉炎、咽炎等。

配生地黄，治实热伤津，烦渴，发斑，属温热病。

配板蓝根，治阴虚火旺、虚火上炎引起的咽喉肿痛，口干舌红，脉细数等。

配贝母，治瘰疬，瘿瘤。

配沙参，水煎服，治虚火上炎牙龈出血。

配薄荷、牛蒡子，治外感风热。

配生地黄、麦冬，治热病后期，津枯便燥之证。

配牡蛎、浙贝母，治淋病，痰核等。

配牡丹皮、生地黄，治丹毒及热病吐血，衄血等。

配牡丹皮、水牛角，治温病阳明热盛发斑。

配桔梗、甘草，治咽喉肿痛。

配升麻、甘草，治温邪发斑，咽喉肿痛。

配夏枯草、牡蛎，治瘰疬。

配金银花、当归，治血栓闭塞性脉管炎，尤为晚期患者，有患趾发绀，开始溃烂者。

配生地黄、新鲜瘦猪肉，煮至肉熟，食肉，以汤洗疖，治面部疖肿。

配党参、枸杞子，治肺热咳嗽，肺结核等。

配贝母、百合、生地黄，治阴虚肺燥，咳嗽痰少，咯血潮热等。

配生地黄、黄连、金银花，治温热病，热入营分，伤阴劫液所致的口渴烦热，夜寐不安，神昏等。

配当归、金银花、甘草，治血栓闭塞性脉管炎。

配金银花、当归、蒲公英，治痈肿，急性乳腺炎。

配生地黄、沙参、四叶参，治阴虚喉痛。

配麦冬、甘草、桔梗，制成冲剂，开水冲服，治阴虚火旺所致的乳蛾。

配生地黄、当归、金银花、甘草，治脱疽。

配鲜生地、黄芩、连翘、麦冬，治咽峡炎，扁桃体炎，白喉。

配牡蛎、贝母、连翘、夏枯草，治淋巴结核。

配金银花、连翘、薄荷、甘草，治急性热病，口干喉痛，烦躁不安。

配牡蛎、贝母、夏枯草、海藻，治溃疡，瘿瘤，痰核等。

配水牛角、生地黄、麦冬、金银花，治热病邪入营分，伤津劫液，身热烦渴，时有谵语，舌绛而干等。

配麦冬、生地黄、玉竹、瓜蒌、生大黄，治阴液耗伤所致的大便秘结。

配栀子、连翘、牛蒡子、甘草、桔梗，治咽喉肿痛。

配昆布、海藻、贝母、牡蛎、夏枯草，治瘰疬。

（二）单味应用

单味研成细末，吹鼻内，治鼻中生疮。

单味水煎服，治鼻出血。

单味二三片，含口中，徐徐咽下，治咽干而渴，夜尤甚。

单味研末，以米泔煮猪肝，日日蘸食之，治赤脉贯瞳。

（三）配方选例

1. 玄参散

主治：伤寒上焦虚，毒气热壅塞，咽喉连舌肿痛。

方药：玄参、射干、黄药各 30 g。

用法：上药捣筛为末，每服 15 g，以水 200 mL，煎至五分，去滓，不拘时温服。

2. 消凛丸

主治：疮疡初起。

方药：蒸玄参、醋煅牡蛎（研）、蒸贝母（去心）各 120 g。

用法：共研为末，炼蜜为丸。每服 9 g，开水下，每日 2 服。

3. 玄参升麻汤

主治：心脾壅热，舌上生疮，木舌，舌肿，或连面颊，两项肿痛。

方药：玄参、升麻、水牛角、赤芍、桔梗、贯众、黄芩、甘草各等份。

用法：每服 12 g，水 400 mL，煎至七分，去滓，不拘时服。

4. 玄参清肺饮

主治：肺痈咳吐脓痰，胸膈胀满，上气喘急，发热。

方药：玄参 2.4 g，银柴胡、陈皮、桔梗、茯苓、地骨皮、麦冬各 3 g，薏苡仁 6 g，人参、甘草各 1.5 g，槟榔 1 g，姜 1 片。

用法：水 500 mL，煎至八分，食后服。

第三节　清热解毒药

一、金银花

金银花为忍冬科植物忍冬的花蕾或初开的花，多产于山东、河南等地。其味甘，性寒，归肺、胃、心经，具有清热解毒之功效。主治风热感冒，温病初起，咽喉肿痛，热毒血痢，痈疖脓肿，丹毒。用法为：内服，煎汤，或入丸、散；外用研末调敷。

使用注意：脾胃虚寒及气虚疮疡脓清者忌服。

（一）配伍应用

配忍冬藤，治风热感冒，咽喉肿痛，红肿疼痛。

配连翘，治温病发热，咽痛，疮疡，风热痒疹，里热壅盛。

配射干，治咽喉肿痛，可预防流行性感冒。

配甘草，治体内外痈肿。

配当归，治热毒壅滞血脉所致的肿痛初起，肿胀疼痛，内痈，外痈等。

配黄芪，治痈肿脓成不溃，或已溃脓清，排出不畅。

配野菊花，水煎服，治赤眼肿痛。

配石膏，治热入气分，壮热，烦渴，脉洪大。

配露蜂房，煎水漱口，治龋齿牙痛。

配皂角刺，治疗疮肿毒较重。

配牡丹皮、生地黄，治热入营血，症见斑疹隐隐，舌绛而干，神烦少寐。

配乳香、没药，治一切痈疽。

配蒲公英、野菊花，治疮，痈，疖肿。

配板蓝根、山豆根，治咽喉肿痛。

配黄芩、大黄，治外感风热，外证已解，里热炽盛不退。

配连翘、紫花地丁，治疮疡、痈疖而有红肿热痛。

配地榆、黄芩，治肠痈及湿温痢疾带血。

配香薷、白扁豆，治暑温发热无汗。

配黄芩、黄连，治温病壮热不退。

配大青叶、紫草，治瘟疫热毒发斑。

配生姜、甘草，水煎服，治附子中毒。

配桔梗、牛蒡子，治咽喉肿痛。

配牛蒡子根、夏枯草、蒲公英，水煎服，治肝气郁结乳痈。

配野菊花、蒲公英、甘草，治疗疔疮肿毒，肺痈肠痈初起等。

配黄芩、竹叶、白芷，煎水漱口，治牙龈咬合处痈肿，红肿疼痛，溃疡，开口困难。

配连翘、淡豆豉、荆芥，治外感风热，或感染性痢疾早期，有发热，微恶风寒，头痛，咽痛等。

配黄芩、茵陈、白芍，治湿热泻痢，如菌痢、急性肠炎等。

配蒲公英、野菊花、紫花地丁，治疗疔疮肿毒。

配当归、薏苡仁、黄芩，治肠痈。

配连翘、薄荷、荆芥，治外感风热或温病初起，发热头痛，口干咽痛。

配连翘、玄参、生地黄，治温病邪入营血，身热谵语，烦躁不安，斑疹隐隐等。

配白芍、甘草、木香，治热痢便脓血。

配黄芩、白芍、马齿苋，治热毒泻痢。

配连翘、桔梗、薄荷，治咽喉肿痛。

配银花炭、仙鹤草、白头翁，治热毒结聚肠道，入于血分所致的血痢便血。

配连翘、射干、山豆根，水煎服，治急性扁桃体炎（风热型）。

配射干、山豆根、牛蒡子、生甘草，治急性扁桃体炎。

配生绿豆、生黄豆、生黑豆、生甘草，水煎服，预防咽喉炎。

配连翘、荆芥、薄荷、甘草，治外感热病初起，头痛。

配连翘、紫花地丁、川黄连、夏枯草、赤茯苓，治疮疡、痈疖而有红肿热痛。

配连翘、蒲公英、紫花地丁、重楼、赤芍，治丹毒及疖肿。

（二）单味应用

单味煎服，治疗疮肿毒及痈疽愈后口渴。

单味粗粉 1 000 g，40% 乙醇 1 500 mL。先浸 48 h，滤液煎至 400 mL。外涂局部，每日 1～2 次，7～12 天为 1 个疗程，治子宫颈糜烂。

单味研为细末，吹鼻中，治鼻渊。

（三）配方选例

1. 银翘散

主治：热不恶寒而渴者。

方药：金银花 30 g，连翘 30 g，苦桔梗 18 g，薄荷 18 g，竹叶 12 g，生甘草 15 g，荆芥穗 12 g，淡豆豉 15 g，牛蒡子 18 g。

用法：上杵为散，每服 18 g，鲜芦根汤煎服。

2. 回疮金银花散

主治：治疮疡痛甚，色变紫黑者。

方药：金银花连枝叶（锉）60 g，黄芪 120 g，甘草 30 g。

用法：细切，用酒 1 L，同入壶瓶内，闭口，煮 4 ~ 6 小时，取出，去滓，顿服之。

3. 银花汤

主治：乳岩积久渐大，色赤出水，内溃深洞。

方药：金银花、黄芪各 15 g，当归 24 g，甘草 5.4 g，枸橘叶（臭橘叶）50 片。

用法：水、酒各半煎服。

4. 阑尾清化汤

主治：急性阑尾炎蕴热期或阑尾脓肿早期或轻型腹膜炎，低热或午后发热，口干渴，腹痛较重，便秘，尿黄等；或湿热重出现头眩晕，身热不扬，呕恶较重，口渴不欲饮，腹胀痛，胸脘痞闷，便溏而不爽。脉象弦数或滑数，舌苔黄干或黄腻，舌质红或尖红。

方药：金银花 30 g，蒲公英 30 g，牡丹皮 15 g，大黄 15 g，川楝子 9 g，赤芍 12 g，桃仁 9 g，生甘草 9 g。湿热重者可加黄连、黄芩等苦寒燥湿药物；湿重者可加佩兰、白豆蔻、藿香等芳香化湿药物。

用法：每日 2 剂，分 4 次服。

5. 银蒲玄麦甘桔汤

主治：风热咽痛。

方药：金银花 15 g，蒲公英 12 g，玄参、麦冬各 9 g，甘草、桔梗各 6 g，薄荷（后下）6 g。

用法：水煎，每日 1 剂，分 2 次服。

二、忍冬藤

忍冬藤为忍冬科植物忍冬的茎枝，多产于河南、山东等地。其味甘，性寒，归胃、肺经，具有通络、清热、解毒之功效。主治温病发热，热毒血痢，传染性肝炎，筋骨疼痛，痈肿疮毒。用法为内服，煎汤，入丸、散或浸酒；外用煎水熏洗，熬膏贴或研末调敷。

（一）配伍应用

配桑枝，治关节酸痛，风湿痹痛。

配甘草，治各种痈疽。

配金银花，治温病初起，邪在卫分者；或外感风热，以致发热恶风，咽喉肿痛，四肢酸楚疼痛及疮疡红肿诸证。

配野菊花、鱼腥草，防治感冒。

配野菊花、蒲公英、生甘草，治疮疖肿痛。

配豨莶草、鸡血藤、老鹳草、白薇，治风湿性关节炎。

配乌梅、川乌、草乌、甘草、大青盐，用白酒泡 21 天后取酒饮服，治风湿性关节炎。

（二）单味应用

单味煎汤内服，治热毒血痢。

取适量鲜嫩茎叶，用冷开水洗净，嚼细服下，治毒蕈中毒。

（三）配方选例

1. 神效托里散

主治：痈疽发背、肠痈、乳痈、无名肿痛，憎寒壮热，类若伤寒。

方药：忍冬藤（去梗）、黄芪（去芦）各 150 g，当归 36 g，炙甘草 240 g。

用法：研为细末，每服 6 g，酒 400 mL，煎至 250 mL，若病在上食后服，病在下食前服，少顷再进第 2 服，留滓外敷。未成脓者内消，已成脓者即溃。

2. 忍冬酒

主治：一切痈疽。

方药：忍冬藤（生取）150 g，大甘草节 30 g。

用法：上用水 2 碗，煎至 1 碗，入无灰好酒 1 碗，再煎数沸，去滓，分 3 服，一昼夜用尽，病重昼夜 2 剂，至大小便通利为度；另用忍冬藤 1 把烂研，酒少许，敷 4 周。

3. 忍冬膏

主治：诸般肿痛，金刃伤疮，恶疮。

方药：忍冬藤 120 g，磁石 9 g，香油 500 g。

用法：熬枯去滓，入黄丹 240 g，待熬至滴水不散，如常摊用。

第四节　清虚热药

一、地骨皮

地骨皮为茄科植物枸杞的根皮，全国大部分地区均产。其味甘、淡，性寒，归肺、肾经，具有凉血退蒸、清泄肺热之功。主治虚劳潮热盗汗，肺热咳嗽，吐血，衄血，血淋，消渴，高血压，痈肿，恶疮。用法为内服，煎汤，或入丸、散；外用煎水含漱、淋洗，研末撒或调敷。

（一）配伍应用

配浮小麦，治阴虚劳热，心烦盗汗，舌干口燥，脉细弦数。

配桑白皮，治肺热咳嗽。

配黄连，治糖尿病和高血压。

配枸杞子，水煎服，治阴虚火炎所致的牙龈出血。

配泽泻，治血热肝旺之高血压。

配高良姜，研为细末，吹鼻中，左痛吹左，右痛吹右，治牙龈疼痛。

配牡丹皮，治吐血，衄血，斑疹，妇女月经不调之血虚骨蒸，亦治痈肿。

配麦冬，水煎，不时口含漱，吐出，治咀嚼食物时牙龈出血可伴牙龈红肿、口干或有热臭。

配枯矾，煎汤外洗，治外阴瘙痒。

配雄黄，研细末，吹患处，治慢性咽炎及喉蛾，有秽气。

配白薇，治血虚之骨蒸潮热及温病热传营分，午后发热。

配红花，研磨成粉，用植物油调糊，敷贴于患处，治鸡眼（孕妇忌用）。

鲜品配茶叶，水煎，治疟疾，于病发作前 2 ~ 3 小时服下。

配灯笼草，共捶蜜包纱布，蘸醋口含，随涎缓缓咽下，治咽痛，咽痒，低热，呛咳及双蛾，咽病属热者。

配鳖甲、知母，治有汗的骨蒸。

配桑白皮、甘草，治肺热喘咳，兼有午后发热及急性支气管炎，肺炎等。

配白茅根、侧柏叶，治血热妄行之吐血，衄血，尿血等。

配桑皮、枇杷叶、甘草，治阴虚发热，肺热咳嗽。

配羊胫炭、石膏、升麻，研末，擦牙齿，治牙齿疼痛。

配蛇床子、五味子、薄荷，煎汤外洗，治外阴瘙痒。

配知母、银柴胡、鳖甲，治阴虚潮热。

配银柴胡、鳖甲、秦艽，治血虚骨蒸潮热。

配生地黄、熟地黄、枸杞子，治鼻血不止。

配银柴胡、青蒿、知母，治阴虚发热。

配知母、当归、青蒿、秦艽，治虚劳发热。

配桑白皮、知母、黄芩、甘草，治肺热咳嗽。

配麦冬、青蒿、知母、鳖甲，治肺结核潮热。

配生地黄、牡丹皮、赤芍、黄芩，治血热吐血，衄血，尿血。

（二）单味应用

鲜品焙黄研末，香油调敷，治毛囊炎。

单味加水煎，后加少量白糖或加新鲜瘦猪肉煎，隔天 1 剂，第 2 天复查，服 5 剂为 1 个疗程，治原发性高血压。

单味用醋煎，漱口，治风虫牙痛。

单味研末，先用粗末煎汤洗耳，后用细末抹患处，治耳后破裂发痒。

（三）配方选例

1. 地骨皮汤

主治：时行目暴肿痒痛。

方药：地骨皮（切）100 g。

用法：以水 20 L，煮取 3 L，绞去滓，再加入盐 15 g，煎取 1 L，洗目。

2. 泻白散

主治：小儿肺热，气急喘嗽。

方药：地骨皮、炒桑白皮各 30 g，炙甘草 3 g。

用法：锉散，入粳米 1 撮，水 200 mL，煎至七分，食前服。

3. 地仙散

主治：骨蒸肌热，解虚除烦，生津液。

方药：地骨皮（洗，去心）、防风各 30 g，炙甘草 0.3 g。研为细末，每服 6 g，水 200 mL，生姜 3 片，竹叶 7 片。

用法：煎服。

4. 地骨皮散

主治：劳热。

方药：地骨皮 60 g，柴胡（去苗）30 g。

用法：上 2 味，捣罗为散，每服 3 g，用麦冬（去心）煎汤调下。

二、白薇

白薇为萝藦科植物白薇或蔓生白薇的根及根茎，多产于山东、安徽、辽宁等地。其味苦、咸，性寒，归胃、肝、肾经，具有清热凉血、利尿通淋、解毒疗疮之功。主治阴虚内热，风温灼热失眠，肺热咯血，温疟，痒疟，产后虚烦血厥，热淋，血淋，风温痛，瘰疬。用法为内服，煎汤，或入丸、散。

（一）配伍应用

配白蒺藜，治肝热头晕，头痛，头胀。

配白僵蚕，治血虚肝旺，头晕，头痛，失眠多梦。

配白芍，冲酒服，治胎前、产后小便失禁。

配地骨皮，治阴虚发热，骨蒸潮热，低热不退等。

配竹茹，治温邪未清及妇女产后血虚烦热。

配竹叶，治阴虚血热，小便淋沥。

配当归、黄芪，治产后血少，虚热，昏晕。

配白芍、白茅根，治血淋，热淋，尿道刺痛。

配滑石、木通，治阴虚血热之小便淋沥。

配生地黄、青蒿，治温热病后期，有潮热，下午为甚，但热度不高。

配人参、当归，治产后虚热。

配生地黄、青蒿、地骨皮，治温热病，热入营血，身热经久不退，或骨蒸潮热。

配贝母、桑皮、枇杷叶，治肺热咳嗽。

配地骨皮、鳖甲、青蒿，治骨蒸。

配银柴胡、地骨皮、生地黄，治阴虚发热。

配地骨皮、知母、熟地黄，治阴虚内热，产后虚热等。

配白芍、黄芩、黄柏，治妊娠烦热，遗尿，小便热痛。

配当归、党参、甘草，治产后虚热。

配玉竹、桔梗、薄荷、甘草，治肺热干咳。

配竹茹、藿香、青蒿、陈皮，治产后失血过多所致的发热，烦乱，呕吐等。

配竹茹、石膏、桂枝、甘草，治产后虚烦呕逆。

配竹叶、木通、滑石、生地黄，治热淋，血淋。

配青蒿、地骨皮、生地黄、枇杷叶，治热病后期低热不退及阴虚低热，颧红，干咳少痰。

配生地黄、牡丹皮、滑石、通草，治尿路感染，小便赤涩。

（二）配方选例

1. 竹皮大丸

主治：妇人乳中虚，烦乱呕逆。

方药：生竹茹 0.6 g，石膏 0.6 g，桂枝 0.3 g，甘草 2.1 g，白薇 0.3 g。

用法：上 5 味，研为末，用枣肉和丸如弹子大。每次服 1 丸，用开水送服，白天 3 次，夜间 2 次。有热者倍白薇，烦喘者加柏子仁 0.3 g。

2. 白薇汤

主治：郁冒血厥，居常无苦，忽然如死，身不动，默默不知人，目闭不能开，口噤不能语，又或似有知，而恶闻人声，或但如眩冒，移时乃寤。

方药：白薇 30 g，当归 30 g，人参 15 g。

用法：上 3 味为散，每服 15 g，水 400 mL，煎至 200 mL，去滓，温服。

3. 白薇丸

主治：漏睛脓出。

方药：白薇 15 g，防风、蒺藜、石榴皮、羌活各 9 g。

用法：研为末，用米粉将其糊成丸，如梧子大，每服 20 丸，白汤下。

4. 白薇散

主治：伤寒 2 日不解等。

方药：白薇 90 g，麻黄（去节）2.1 g，苦杏仁（去皮煎熬）、贝母各 1 g。

用法：上 4 味，捣散。酒服 1 g，厚覆取汗。

三、银柴胡

银柴胡为石竹科植物银柴胡的根，多产于陕西、甘肃、内蒙古、宁夏等地。其味甘，性微寒，归肝、胃经，具有退虚热、清疳热之功。主治虚劳骨蒸，阴虚久疟，小儿疳疾羸瘦。用法为内服，煎汤，或入丸、散。

使用注意：外感风寒或血虚无热者慎用。

（一）配伍应用

配南薄荷，治阴虚肝热，骨蒸劳热，小儿消瘦发热。

配鳖甲，治有汗之骨蒸，无汗之劳热，肺结核，肾结核，或小儿热病后期低热不退及痴热稽留，虚赢消瘦等。

配白薇，治热病后期余热不尽。

配党参、黄芩，治小儿痛疾低热，消瘦等。

配青蒿、鳖甲、地骨皮，治阴虚发热，骨蒸劳热，盗汗等。

配胡黄连、党参、鸡内金，治小儿痛积，低热，腹大，形瘦，目赤等肝痛之证。

配栀子、黄芩、连翘，治因肠道寄生虫病而致的营养不良、低热、眼结膜炎等。

配连翘、栀子、黄芩、党参，治小儿痛热。

配青蒿、地骨皮、知母、鳖甲，治虚热。

配黄连、生地黄、阿胶、蒲黄，治肺热咯血，胃热呕血。

配秦艽、地骨皮、青蒿、知母、生地黄，治阴虚潮热。

配黄连、生地黄、麦冬、蒲黄、阿胶，治血热吐血，崩漏。

（二）配方选例

1. 清骨散

主治：骨蒸劳热。

方药：银柴胡 4.5 g，胡黄连、秦艽、醋炙鳖甲、地骨皮、青蒿、知母各 3 g，甘草 1.5 g。

用法：水 500 mL，煎至八分，食远服。

2. 银甲散

主治：温证潮热，身体枯瘦，皮肤甲错，消瘦而不润泽者。

方药：银柴胡 6 g，鳖甲 9 g。

用法：水煎服。

3. 张氏四顺散治

主治：小儿风热肌瘦，五心烦热，不长肌肉，面黄萎瘦，时发虚汗，难服凉药。

方药：银柴胡、地骨皮、桔梗、甘草各 9 g。

用法：水煎，每日 1 剂，分 3 次服。

四、胡黄连

胡黄连为玄参科植物胡黄连的根茎，多产于云南、西藏等地。其味苦，性寒，归心、肝、胃、大肠经，具有退虚热、除疳热、清湿热之功效。主治痛疾，惊痫，泻痢，劳热骨蒸，自汗，盗汗，吐血，衄血，火眼，痔疮，疮疡。用法为内服，煎服，或入丸、散。

使用注意：脾胃虚弱者慎用。

（一）配伍应用

配鸡肝，蒸服，治暗眼，属角膜软化者。

配干姜，治小儿痛积，属里积者。

配柴胡，治小儿盗汗，潮热往来。

配五灵脂，治小儿暗热，肚胀，潮热，发焦。

配地骨皮，治骨蒸潮热，小儿痛热。

配乌梅，治慢性泄泻，血痢。

配生地黄，用猪胆汁和为丸，临卧用茅花汤送服，治吐血。

配猪胰，同煮服，治杨梅疮毒。

配银柴胡、地骨皮，治阴虚骨蒸潮热。

配芜荑、干蛤蟆，治小儿疳积。

配白术、使君子、山楂，治小儿痛疾发热。

配知母、青蒿、地骨皮、秦艽，治阴虚发热。

配银柴胡、青蒿、鳖甲、地骨皮、知母，治阴虚发热，骨蒸劳热等。

配木香、槟榔、白芍、当归、白头翁，治湿热痢疾。

（二）单味应用

单味研末，用鹅胆汁调涂，治痔疮痛肿，不可忍者。

单味研粉，装入胶囊，用米汤送服，治小儿疳积。

单味研末，茶调涂手足心，治婴儿赤目。

单味细粉用乳汁浸调点眼，治肝经风热所致的目昏，目赤等。

单味煎服，治湿热下痢，痔疮等。

（三）配方选例

1. 三物汤

主治：痢血。

方药：胡黄连、乌梅肉、灶心土各等份。

用法：研为末，腊茶清调下，食前，空腹温服。

2. 胡黄连散

主治：吐血，衄血。

方药：生地黄、胡黄连各等份。

用法：研为末，罗极细，炼蜜和丸如鸡头大。每服 2～3 丸。

第五章　利水渗湿药

利水渗湿药主要是通过增加尿量来减轻浮肿的症状。本节介绍的中药在临床和实验中均具有利尿的作用和效果。中药的利尿作用都是比较弱的，但对轻症浮肿有效。因此，为了增加尿量，增加疗效，临床常使用复方。复方可以是多味利水渗湿药的重叠，也可以是不同类中药的组合。

一、茯苓

（一）科属与别名

茯苓为多孔菌科真菌茯苓的干燥菌核。处方名有茯苓、白茯苓、云茯苓等。

茯苓寄生在赤松或马尾松等的树根上。中医过去曾将茯苓分为四种药，如外皮部称茯苓皮，近外皮部的淡红部分称赤茯苓，内层白色部分称白茯苓，菌核中间抱松树根而生者称茯神。

（二）性味与功效

性味：味甘、淡，性平。

功效：利水化湿，健脾和中，宁心安神。

（三）传统应用

主治小便不利、水湿停滞、食少闷胀、恶心、便溏泄泻、痰多咳嗽，以及心悸失眠等。

传统方剂：五苓散（《伤寒论》），组方为茯苓、猪苓、桂枝、白术、泽泻，治疗水肿、小便不利。茯苓汤（《原病式》），组方为茯苓、白术，治疗湿泻。苓桂术甘汤（《金匮要略》），组方为茯苓、桂枝、白术、甘草，治疗痰饮病。

在许多著名的古方中都有茯苓，如二陈汤、四君子汤、六味地黄丸、五皮饮、胃苓汤、防己茯苓汤、桂枝茯苓丸等。

（四）主要成分

茯苓主要含多糖类、三萜类及其他成分。

多糖类：主要是 β-茯苓聚糖，约占干重的 93%。其合成衍生物有茯苓多糖（即茯苓次聚糖）、羟乙基茯苓多糖、尿素茯苓多糖、羧甲基茯苓多糖。

三萜类：有茯苓酸、乙酰茯苓酸、松苓酸、齿孔酸、茯苓素。

其他：麦角甾醇、树胶、蛋白质、卵磷脂、胆碱、钾、钠、镁、铁、钙、磷等。

（五）药理作用

1. 利尿作用

茯苓醇浸液腹腔注射家兔，慢性实验连续 5 天，具有明显的利尿作用，但急性实验的利尿作用较弱。对大鼠、小鼠的实验不显示利尿作用。

许多实验指出，茯苓在健康人和动物中的利尿作用不明显，但可促进水肿患者尿液的排出，对肾炎水肿患者，茯苓有显著的利尿作用。

茯苓利尿作用的机制研究表明，茯苓素具有与醛固酮及其拮抗剂相似的结构，体内实验能拮抗醛固酮活性，提高尿中 Na^+/K^+ 值。因此，茯苓素可能是醛固酮受体拮抗剂，并是茯苓的有效成分。

茯苓利水渗湿功能与影响机体水盐调节机制有关。茯苓素对 Na^+、K^+-ATP 酶和细胞中总 ATP 酶有显著的激活作用。茯苓素对该酶的激活作用可促进机体的水盐代谢功能。

2. 免疫增强作用

茯苓多糖、羟乙基茯苓多糖体内体外实验均能明显增强小鼠细胞免疫功能和体液免疫功能。体外实验可使淋巴细胞毒性增强 20 ~ 28 倍，使免疫球蛋白 G（IgG）含量显著上升。

茯苓素对接触性皮肤过敏反应有抑制作用。

3. 抗肿瘤作用

茯苓多糖、羧甲基茯苓多糖和茯苓素有明显的抗肿瘤作用。茯苓多糖对生长迟缓的移植性肿瘤抑制作用尤为显著。茯苓素与环磷酰胺（CTX）、5- 氟尿嘧啶（5-Fu）等化疗药同用，可明显增强疗效，提高抑瘤率。

茯苓抗肿瘤的作用机制一方面是直接的细胞毒作用。茯苓多糖和茯苓素能抑制小鼠艾氏腹水癌 DNA 的合成。茯苓素能抑制癌细胞核苷转运，高浓度时破坏癌细胞。另一方面是通过增强机体免疫功能激活免疫系统而抑制肿瘤生长。

4. 其他

对胃肠功能影响：茯苓浸剂对家兔离体肠肌有直接的松弛作用，对大鼠实验性胃溃疡有防治作用，可使胃酸 pH 值降低。

保肝作用：羧甲基茯苓多糖可使小鼠中毒性肝炎及其代谢障碍明显减轻，谷丙转氨酶（ALT）下降，连续给药可明显增加肝脏再生速度。

抗炎作用：羧甲基茯苓多糖对大鼠佐剂性关节炎和继发性炎症有较强的抑制作用，同时还改善了大鼠的全身症状。

镇静作用：茯苓煎剂腹腔注射可明显降低小鼠的自发活动。羧甲基茯苓多糖可使小鼠肝匀浆细胞色素 P450 含量减少，增强硫喷妥钠对小鼠的中枢抑制作用。

茯苓尚有降糖作用。

（六）临床应用

治疗各种疾病引起的浮肿腹水、胃肠炎轻症、体虚乏力、消化道癌症、失眠轻症。

（七）剂量与用法

《中国药典》剂量：10 ~ 15 g。

临床常用剂量：9 ~ 15 g。

大剂量：15 ~ 60 g。

使用方法：水煎服，研末或入丸、散吞服，浸酒内服。

（八）临床体会

1. 茯苓的功效

茯苓有健脾等多种功效，都一一被药理研究所证实。

健脾和胃：反映的是调节消化功能的作用。

健脾益气：反映的是增强免疫功能的作用。

健脾化湿：反映的是调节水盐代谢的作用。

健脾利水：反映的是利尿作用。

安宁心脾：反映的是镇静作用。

调和肝脾：反映的是保肝降酶作用。

1）治疗水肿

茯苓自古以来就是著名的利水药。利水和利尿是两个意思相似、相近而又不同的概念。利水是调节水液，通调水道，去除多余的水液，包括利尿与缓和的泻下，有肺、脾、肾、三焦、胃、大肠、小肠、膀胱等脏腑参与。利尿的意思是增加小便次数，排出水液，消除肿胀，范围要窄一些。

茯苓健脾利水，调节水液，其利尿作用是很弱的。茯苓单味药水煎服对于没有器质性疾病而有浮肿的人能提前排尿，尿量也会略有增多。对已经患有心、肝、肾慢性疾病，功能减退而浮肿的患者，茯苓单味药是看不出利尿效果的。即使采用中药复方利尿效果也是比较弱的。药理提示茯苓具有弱的利尿作用，茯苓素可调节体内的水盐代谢功能。这与中医对茯苓的观察和理解是一致的。

2）治疗脾胃病和保肝作用

中医治疗脾胃病和肝胆病的许多方剂中有茯苓，而且大多作为臣药、佐药配伍使用。治疗脾胃病有两种情况：其一是健脾和胃，以加强消化功能，属调理康复范围；其二是治疗脾胃病症，对于轻的胃肠道炎症、溃疡，有胃不舒、恶心，轻的腹痛、腹泻，在复方中使用，可协助主药以调节胃肠功能，加强治疗效果。

治疗肝胆病方面，如逍遥散、蒿芩清胆汤，茯苓也是作为臣药、佐药配伍使用，调和肝脾，利水化湿。药理提示茯苓多糖具有保肝降酶作用，可用以加强保护肝功能、调节胃肠功能和利尿。单味茯苓虽能保肝，但尚不能降酶。

3）增强免疫和抗癌作用

茯苓健脾的作用不仅体现在加强消化功能，还体现在能够提升免疫功能上。茯苓既能增强细胞免疫功能，又能增强体液免疫功能。其有效成分为茯苓多糖，尤其是羟乙基茯苓多糖。因此，在许多中医补益调理的方剂中有茯苓。

茯苓具有直接的细胞毒作用，能抑制癌细胞 DNA 的合成。其有效成分为茯苓多糖和茯苓素。因此，茯苓是一味作用较弱的扶正抗癌药。

4）治疗痰饮病

在治疗痰饮病的经典方剂苓桂术甘汤中，茯苓似乎是主药，因为在《金匮要略》中的方剂中，它被放在第一位，因此广泛认为茯苓为君药。然而，在临床实践中，茯苓并不足以解决肺支气管的痰液、胸腔积液等问题，其利尿作用对腹水和浮肿的治疗也较为有限。相较之下，方中桂枝的利尿消肿和化痰作用在临床上表现得更为显著，而白术的效果也优于茯苓。因此，实际应用中，应将桂枝视为主药，白术和茯苓则作为辅药与桂枝配合。桂术苓草四药与四君子汤（参术苓草四药）相似，大剂量茯苓的利尿作用有助于加速水液排泄，尤其对缓解肺水肿具有积极作用。

5）安神作用

茯苓和茯神过去曾一度被认为是两味药。安神用的是茯神，现已合并为一药。在著名的安神方剂，如酸枣仁汤、天王补心丹、归脾汤中，用的都是茯苓，并均作为臣药、佐药配伍使用的，可见其镇静作用也是比较弱的。

6）食疗效果

茯苓色白，味淡，略带甜味，没有特殊气味，色香味和功效都符合制作食疗食品的要求，故民间有将其制作糕饼的传统。由于茯苓不溶解于水，在水中是浑浊的，在菜肴里作为调料使用。

2.“温药和之”理解的争论

《金匮要略》中提出了治疗痰饮病的一个重要法则，即“病痰饮者，当以温药和之”“苓桂术甘汤主之，肾气丸亦主之”。

“温药和之”的理解应为使用温性的、温和的中药来调和与保护脾胃，以缓和某些烈性中药的不良反应。如痰饮病篇中使用甘草、大枣、白术、半夏、茯苓等温药，以缓和大黄、芒硝、防己、甘遂、芫花、大戟等烈性药的胃肠道反应。

清初喻昌在《医门法律》中就提出，痰饮病当以清法为主。他指出，水饮本为寒邪，但为火所蒸，就像温泉那样成为热水。这种观点是从临床实践中观察而来的。以痰饮病的代表性疾病，慢性支气管炎、肺气肿、肺心病而论，不同的阶段，确实是有寒有热，使用不同的方法，应该是温法、清法并重。“温药和之”应扩大理解为使用温和的中药来调和和保护脾胃，缓和某些中药的不良反应。

温法的六方为苓桂术甘汤、肾气丸、小青龙汤、小半夏汤、小半夏加茯苓汤、五苓散。清法的六方为甘遂半夏汤、十枣汤、木防己汤、木防己加茯苓芒硝汤、厚朴大黄汤、己椒苈黄丸。温清并重的二方为泽泻汤和大青龙汤。

二、猪苓

（一）科属与别名

猪苓为多孔菌科真菌猪苓的干燥菌核。处方名为猪苓。

（二）性味与功效

性味：味甘、淡，性平。

功效：利水渗湿。

（三）传统应用

主治小便不利、水肿、泄泻、淋浊、带下等。

传统方剂：猪苓汤（《伤寒论》），组方为猪苓、茯苓、泽泻、滑石、阿胶，治疗阳明病、发热、小便不利。猪苓散（《金匮要略》），组方为猪苓、茯苓、白术，治疗呕吐而病在膈上、思水者。

在利水化湿方剂五苓散、胃苓汤中猪苓也都是主要的药物。

（四）主要成分

猪苓主要含多糖类猪苓多糖和其他成分。

多糖类猪苓多糖：猪苓含有不同组分的葡聚糖，具有抗癌活性。猪苓含有水溶性多糖，其中部分具有抗癌活性。

其他：猪苓菌核含麦角甾醇、生物素等。

（五）药理作用

1. 利尿作用

健康人试服猪苓煎液 8 g(4 次),6 小时尿量和尿氯化物分别增加 62% 和 54%。利尿强度比咖啡因、茯苓、木通强。健康人试服常用量猪苓醇浸剂时并无利尿作用。家兔灌服或腹腔注射接近人用量时才有利尿作用；肌内注射猪苓煎液 0.25 ~ 0.50 g/kg，有明显的利尿作用，4 ~ 6 小时尿量增加 3 倍。在利尿的同时，可促进钾、钠、氯等电解质的排出。

五苓散静脉注射也有类似的利尿作用。

猪苓的利尿机制可能是抑制了肾小管对水和电解质的重吸收。

2. 免疫增强作用

猪苓为一种非特异性的免疫刺激剂。猪苓水提物和醇提水溶物能明显增强小鼠网状内皮系统吞噬功能。猪苓水提物能使荷瘤小鼠脾脏抗体形成细胞增多,而猪苓醇提取液对金黄色葡萄球菌等有抑制作用。猪苓多糖对小鼠免疫细胞具有直接促进有丝分裂的作用,并能明显促进小鼠脾细胞对伴刀豆蛋白 A（ConA）和脂多糖（LPS）的增殖反应,并明显增强小鼠脾脏 T 细胞对靶细胞的杀伤活性。

3. 抗肿瘤作用

猪苓醇提取液腹腔注射对小鼠腹水癌细胞（S180）、小鼠肝癌、刘易斯肺癌、膀胱癌均有明显的抑制作用，猪苓多糖能抑制小鼠 S180 DNA 的合成。

4. 保肝作用

猪苓多糖对豚鼠的乙型肝炎表面抗体的产生具有促进作用，使乙型肝炎表面抗体（抗–HBs）出现时间提前和滴度增加。猪苓多糖对四氯化碳（CCl_4）肝损伤小鼠，有明显的保肝解毒作用，小鼠肝组织病理损伤明显减轻。猪苓多糖对小鼠肝脏部分切除后的再生具有促进作用。

5. 其他

抗细胞诱变作用：猪苓多糖对环磷酰胺所致的小鼠骨髓微核细胞数的增加具有抑制作用，提示猪苓多糖有明显的抗细胞诱变作用。

抗放射作用：猪苓多糖对小鼠急性放射病有明显的防治效果，对肾上腺皮质的应激机能有明显的提高，而对骨髓造血功能无保护作用。

体外实验显示，猪苓尚有抗菌作用。

（六）临床应用

治疗各种疾病，包括肾病、肝病、心病、营养性疾病、老年性疾病等引起的水肿、腹水。

治疗肿瘤，如肺癌、胃癌、食管癌、肠癌、肝癌等。

治疗慢性肝炎。

（七）剂量与用法

《中国药典》剂量：6 ~ 12 g。

临床常用剂量：6 ~ 15 g。

大剂量：30 ~ 60 g。

使用方法：水煎服；研末或入丸、散吞服；浸酒内服。

（八）临床体会

1. 猪苓的功效

1）利水利尿作用

猪苓是一味常用的利水利尿药，其作用比茯苓稍强，一次单味服用大剂量30 ~ 60 g，或在复方中用常规剂量水煎服，可增加小便。对病情不太重的水肿患者，中药慢慢利尿，不会引起电解质紊乱，随着病情好转，水肿也慢慢消退。

对于水肿较重的患者，临床上常会感到中药利水利尿效果较弱且见效较慢。对于慢性肾病肾功能不全的患者以及肝硬化腹水的患者，使用猪苓等常见的中药利水药时，往往感觉药效较轻，难以满足治疗需求。在严格限制水分摄入的阶段，即使是 100 多毫升的中药汤液，除了无法促进小便排出外，还可能使患者感觉水分摄入过多。因此，临床上通常采用西药利尿治疗。然而，在西药产生耐药性或需要间歇性更换药物时，中药可作为辅助治疗，协助利尿。

2）扶正抗癌作用

猪苓与茯苓一样是没有毒副反应的扶正抗癌药。猪苓既能增强免疫功能，又具有抗癌作用。猪苓在复方中的用量为 30 ~ 60 g，水煎服，可以长期服用。

一般理解猪苓只有利水功效，而没有健脾益气功效。《本草备要》记载猪苓"行水利窍，与茯苓同而不补"。由于猪苓多糖和茯苓多糖都有免疫增强作用，在扶正抗癌方面具有相似的作用。因此，猪苓也应该有健脾功效。

3）增强免疫作用

猪苓和茯苓具有增强免疫作用，主要增强细胞免疫，而且药力较弱，在许多补益方剂中作为辅助性药物而使用。因而对于自身免疫病抗体亢进，只要临床需要，茯苓、猪苓并不禁忌，都可以使用。

2. 对"利小便所以实大便"的理解

中医有"利小便所以实大便"的治疗方法，这是一个特殊的治法。猪苓和五苓散在古书中都记载能治疗泄泻。

在急性肠炎导致频繁腹泻的情况下，患者很快会出现脱水，此时小便量减少，但需要补充大量水分和电解质，而不是使用利尿药。利尿药在此情况下无助于止泻。至于慢性腹泻，利尿药的效果较为有限。虽然茯苓、猪苓等药物常出现在一些方剂中，但它们并非作为止泻药使用，而是用于其他治疗目的，如利水或健脾等。只有在肠壁黏膜水肿即将产生腹水而引起的腹泻时，才可以使用利尿的方法，如肾病低蛋白血症、肝硬化腹水早期、浆膜炎腹水等。这才是猪苓和五苓散"利小便所以实大便"的用法。

此外，香薷和香薷饮，芳香化湿，利尿消肿，夏季湿阻，肠道运动减弱，水分排泄不畅，大便稀薄时，这时利尿以增加小便，也可以使大便成形。这也是"利小便以实大便"的例子。

（九）不良反应

1. 传统文献

《本草纲目》认为其无毒。

2. 毒理试验

毒性反应：猪苓半精制物小鼠大剂量一次灌服 200 ~ 250 mg/kg 或腹腔注射 500 mg/kg 后，均无明显毒性反应。以猪苓多糖治疗量 2 000 倍一次给药或 100 倍连续灌服 28 天，小鼠和狗均未见毒性反应，各脏器好且未见实质性损伤。

经致癌、致畸、过敏和皮肤刺激等实验，均未见有明显的毒性反应和刺激作用。以上说明猪苓的毒性非常小。

3. 临床观察

猪苓无毒。在常规剂量内水煎服没有不良反应，长期服用或大剂量 60 g 以下水煎服没有明显不良反应。

参考文献

[1] 陈绍成，柯剑鸿，赵欣，等.重庆特色道地中药材规范化种植指南 [M].重庆：重庆大学出版社，2023.

[2] 陈宇洲.制药设备与工艺 [M].北京：化学工业出版社，2020.

[3] 陈之罡，李惠兰.中国传统康复治疗学 [M].北京：华夏出版社，2013.

[4] 国家中医药管理局中医师资格认证中心.中医全科医学 [M].北京：中国中医药出版社，2020.

[5] 姜海，刘松涛，孙延平，等.北方常用药材炮制研究与临床应用 [M].北京：中国中医药出版社，2021.

[6] 李松涛.中药炮制技术 [M].北京：化学工业出版社，2020.

[7] 梁启军，曾茹，周琳.妊娠禁忌与安胎中药 [J].中医杂志，2018，59（23）：2068-2070.

[8] 梁永枢，张翘.中药传统鉴定技术 [M].北京：化学工业出版社，2021.

[9] 刘良.中医临床安全合理用药 [M].北京：中国中医药出版社，2022.

[10] 齐元富，李秀荣.现代中医肿瘤防治学 [M].济南：山东科学技术出版社，2020.

[11] 祁公任，陈涛.常用中药配伍与鉴别应用速查手册 [M].北京：化学工业出版社，2023.

[12] 孙西庆.神农本草经应用求真 [M].济南：山东科学技术出版社，2022.

[13] 万海同.中药制药工程学 [M].北京：化学工业出版社，2019.

[14] 王剑，孙士江.李时珍医药学全集 [M].北京：中国中医药出版社，2019.

[15] 王永耀.中药理论学研究 [M].沈阳：辽宁科学技术出版社，2019.

[16] 夏丽娜，饶朝龙，罗永兵，等.中医预防学 [M].成都：西南交通大学出版社，2022.

[17] 于葆墀，李向日，罗容，等.医疗机构中药饮片临方炮制手册 [M].北京：中国中医药出版社，2021.

[18] 岳桂华，范丽丽.传统中药临床应用大全 [M].北京：化学工业出版社，2020.

[19] 张俊，王高峰，张小年.生药学 [M].北京：世界图书出版公司，2020.

[20] 张世臣.中药炮制技术解析 [M].北京：中国中医药出版社，2022.

[21] 钟凌云，杨明.传统中药炮制与现代研究 [M].北京：中国中医药出版社，2021.

[22] 朱佳，姚蓝，付晓，等.中麻黄中总多糖的提取工艺优选 [J].西部中医药，2017，30（9）：59-61.